JN033293

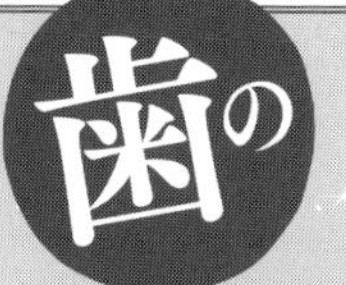

歯のマウスピース矯正

抜かない・削らない・
目立たない・痛くない・
通院ラクラク
透明なマウスピース

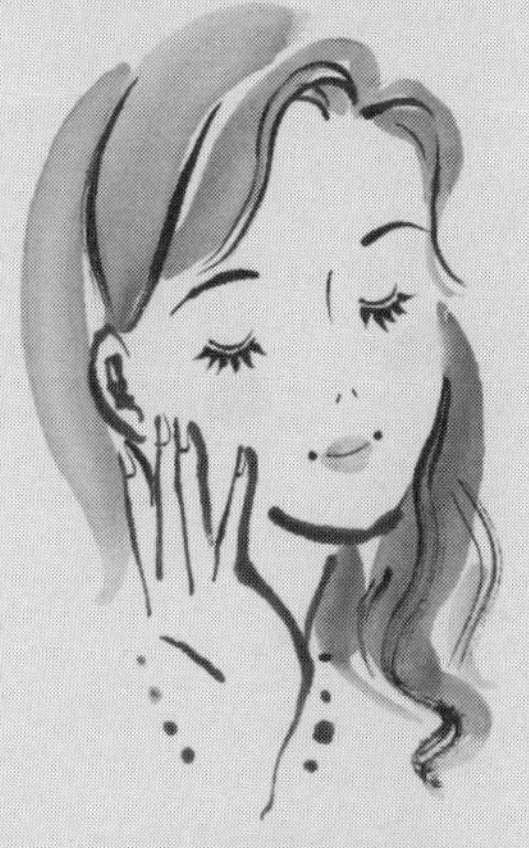

歯学博士
岸本雅吉

医師・歯科医師
岸本佐智

現代書林

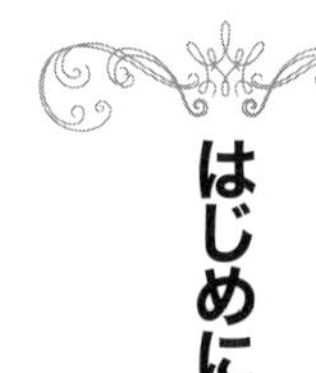

はじめに

〝より健やかに、より美しく〟なるための矯正歯科を追い求めて

「歯並びが悪くて、恥ずかしい」

「歯並びの悪さが気になって、人前で思いっきり歯を見せて笑えない」

歯並びについて、こんな悩みやコンプレックスを抱える人は少なくありません。

40年以上にわたり、私は矯正歯科医として、多くの方たちの矯正にかかわってきました。

健康な大人の歯は、上下で28本（親しらずを含めると32本）です。それらの歯がキレイにアーチ型を描いているのが理想ですが、なかなかそうした理想的な歯並びの人はいないものです。

一般的に〝美しい〟とされる歯並びに、次のような条件があります。

※歯並びがデコボコと乱れていない

※上下の前歯2本の真ん中(正中)が合っていて、左右が対称になっている

※上下の歯並びが平行で、滑らかにカーブしている

※上の前歯が、下の前歯より少しかぶさっている

矯正を受ける方は、こうした歯並びが欲しくて矯正をおこないます。

しかし、歯並びの矯正は、〝美しい歯並び〟を実現するだけのものではありません。

本来の良い歯並びは、良いかみ合わせを生み、全身へのいろいろな健康メリットが期待できるのです。審美的なことはそれで意義のあることですが、私はここに矯正の大きな意味を見出しています。

ところが、なかなか矯正に踏み出せない人がいます。その大きなハードルの一つに、金属の矯正装置（ワイヤーやブラケット）があります。

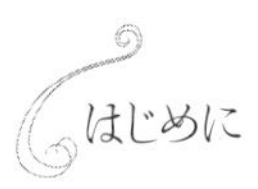

はじめに

「治療中、ワイヤーやブラケットが見えてイヤだ」
「ワイヤー矯正は痛くてイヤだ」

では、ワイヤーやブラケットが見えなければどうでしょうか？　痛くなければどうでしょうか？　加えて、歯を抜いたり、削ったりしなければどうでしょうか？　矯正へのハードルは、ぐっと低くなります。

さらに40年の経験と実績に基づく治療技術によって実現される、「抜かない、削らない、目立たない、痛くない、そして通院もラクラク」の矯正——。

この「4ないプラス1矯正」は、矯正のまったく新しい世界です。

「健康がよみがえる！　抜かない、削らない」矯正は、『抜かずに治す歯並び』として私が提唱し、実践してきました。そこに、透明なマウスピースによる「目立たない、痛くない」、そして、通院がラクな矯正をドッキングさせました。それが「マウスピース矯正」です。

『抜かずに治す歯並び』と「マウスピース矯正」については本文で詳しくお話します。

最近の歯科医療では、「歯を残すための治療」、あるいは「歯の健康を回復・維持するための治療」が重視されるようになっています。「4ないプラス1矯正」は、まさにその治療を実現しました。

まったく新しい矯正の世界を知っていただきたい――。「抜かない、削らない、目立たない、痛くない」、そして通院もラクラクの矯正で、一人でも多くの方が美と健康を手に入れていただきたい――。この二つの強い思いが、本書を書いた理由です。

本書が、美と健康を願う方のお役に立つことを願っています。

2020年7月

歯学博士　岸本雅吉

医師・歯科医師　岸本佐智

※生命にはまれな例外はつきものです。本書ではわかりやすさを優先するため、ごく少数の例外があることを含めてお話しさせていただきます。

contents

歯のマウスピース矯正――目次

第2章

キレイな歯並びは、あなたの美と健康のベスト・パートナー

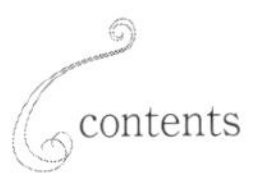

contents

第3章

透明なマウスピース矯正には、うれしいメリットがいろいろある

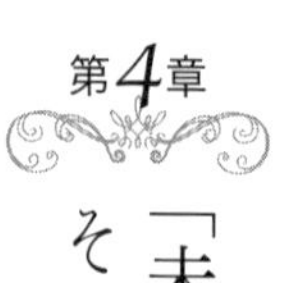

第4章

「未来の欲しい歯並び」を３Ｄで確認、その歯並びを実現する

contents

第5章

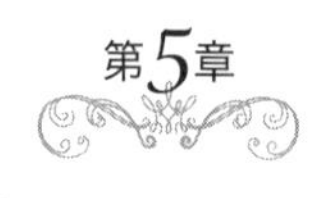

マウスピース矯正による症例

contents

付録

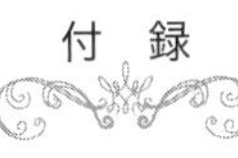

顎変形症の骨切り手術併用治療による抜かない矯正の症例

おわりに

第1章

抜かない、削らない、目立たない、痛くない、そして通院もラククラク……。矯正の新世界

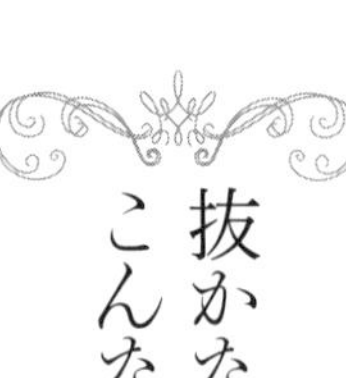

抜かない、削らない、目立たない、痛くない……。
こんな矯正を知っていますか？

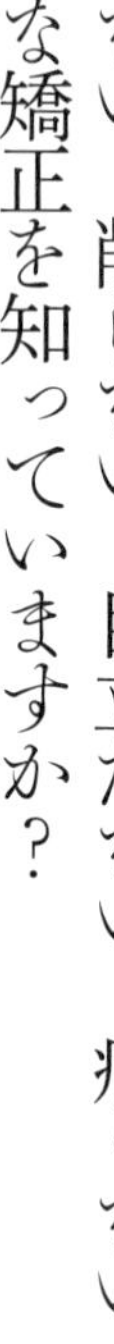

歯科医師として、私は40年以上、歯科矯正を専門におこなってきました。「抜かない矯正」「削らない矯正」を追い求め、『抜かずに治す歯並び』を確立しました。

「もっと、患者さんに喜んでもらえる矯正法はないものか……」

いつも私は、このことを考えていました。

次のページの写真を見てください。治療前の歯並びと治療後の歯並びを比較して、あなたはどちらの歯並びがよいと思いますか？

この方は、健康な歯を抜いていません。削ってもいません。矯正インプラント（釘）も打っていません。矯正法は、金属のブラケットとワイヤーを使う「マルチブラケット法」ではなく、透明なマウスピースだけの矯正です。

図表1　治療前とマウスピース単独による治療後

治療前

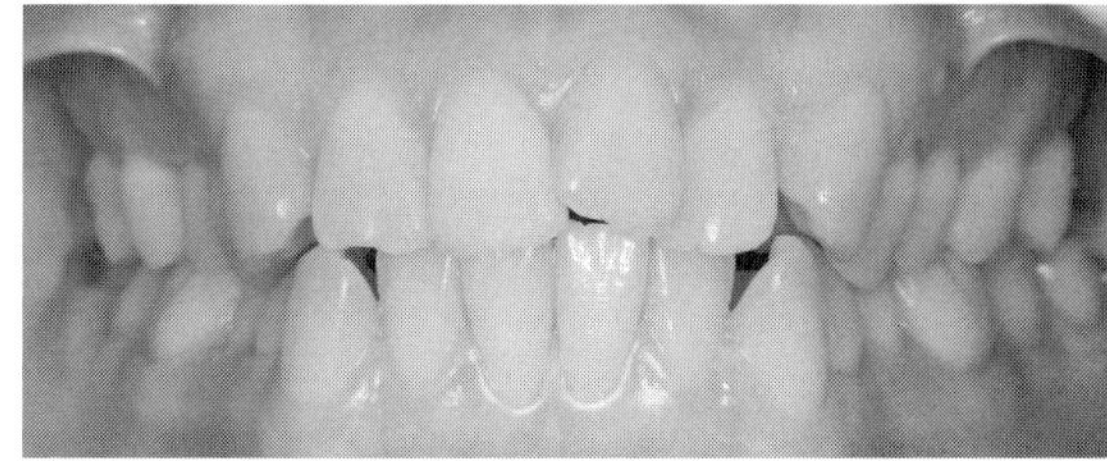

治療後

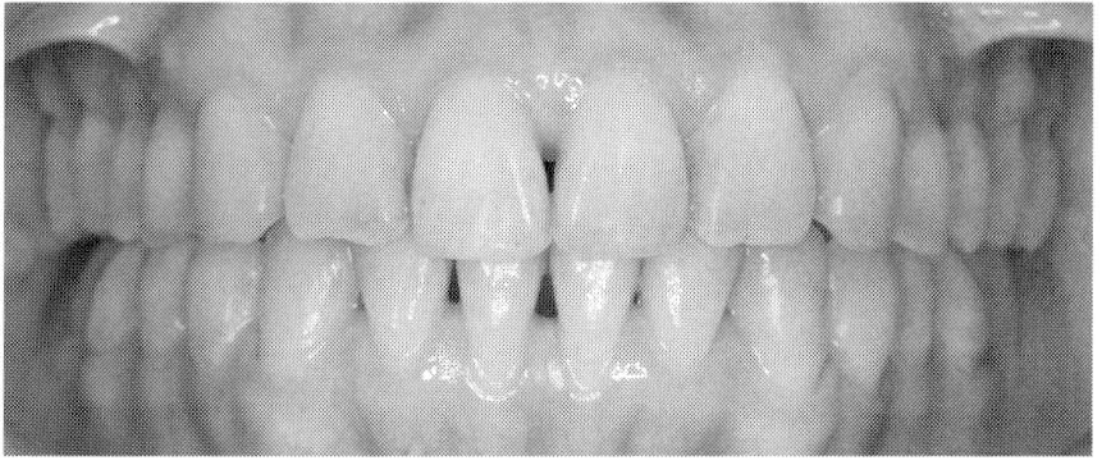

「治療中に、周りの人に何か言われましたか？」と、この方に質問したことがあります。

「透明なマウスピースのときは、何も言われませんでした。目立たなかったのでうれしかったです」

笑顔で返ってきた返事です。

続けて、「痛みはどうですか？」と質問してみました。

「前にブラケットとワイヤーを使う治療をした友人から、『矯正は痛い』と聞いていました。マウスピースを着脱する際に多少の圧迫感はありましたが、『痛い』という感じではありませんでした」

痛みに対する質問に対する答えです。

抜かない、削らない、目立たない、痛くない、そして通院もラクラクな矯正治療――。

医療の世界は、日進月歩の進化を遂げています。

それと同じく、歯科矯正の世界も従来の常識とは大きく様変わりしました。いま私

図表2　マウスピース矯正で笑顔に

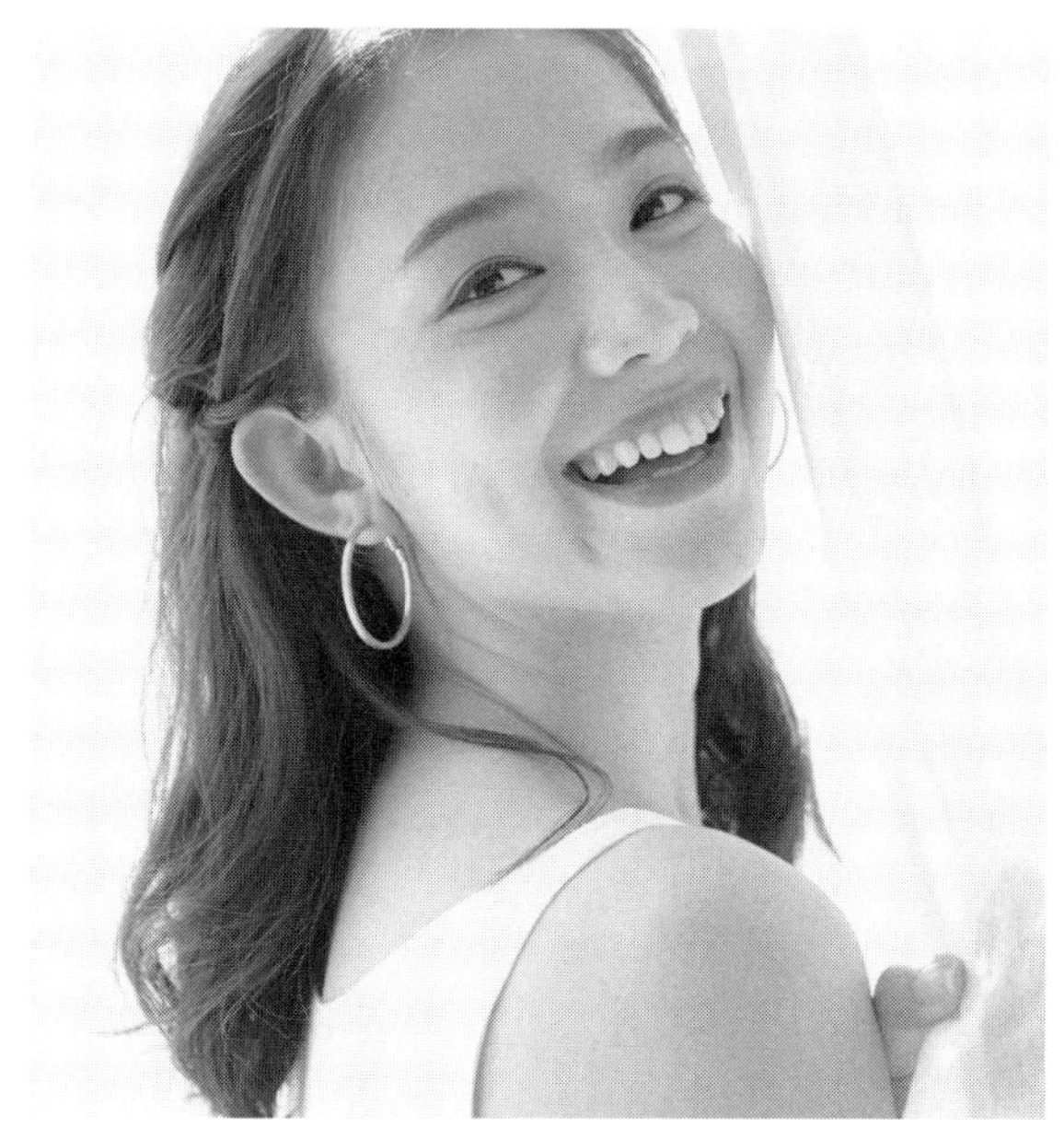

マウスピース矯正なら治療中も目立ちにくく、
口元を気にせず笑顔になれる。

がおこなっている矯正には、症例によってはこの「4ないプラス1」の矯正治療も併用しています。そこには、コンピュータ技術の発展が大きく寄与しています。

「そうした矯正治療なら、受けてみたい」

あなたも、きっとそう思われたに違いないでしょう。本書では、そうした「受けてみたい矯正治療」の世界にご案内します。

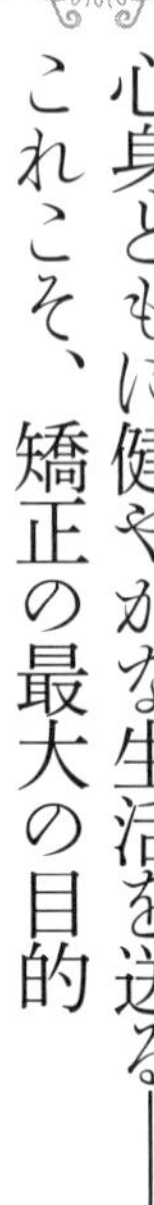

心身ともに健やかな生活を送る——。これこそ、矯正の最大の目的

矯正を考えるそれぞれの人に、それぞれの理由と目的があるはずです。

「口元を美しく見せたい」

「きちんとかめるようになりたい」

「笑うとき、口元を隠さなくてもいいようになりたい」

こうした理由から矯正をおこない、キレイな歯並びを実現することはうれしいことです。そこにはきっと、「これまでとは違う自分」を感じるあなたがいます。

歯並びの矯正は美容的な面だけでなく、かむ機能を高め、全身状態を良くします。心身ともに健やかな生活を送る――。

美しい歯並びという〝見た目〟も否定しませんが、矯正の最大の目的はここにあります。

「歯科矯正に対するイメージ」について、日米で調査したデータがあります（22ページ参照）。

❇日本に多かった回答……「面倒」、「痛い」、「器具をつけての笑顔が少し恥ずかしい」、「笑ったときに見えるから抵抗がある」など

❇アメリカに多かった回答……「正しい歯並びは、全体的な健康において重要」、「美的だけではなく、健康のために大変重要」、「自信が持てる」、「面倒くさいが、長期的に見る

図表3　歯科矯正に対するイメージ

日本に多かった答え

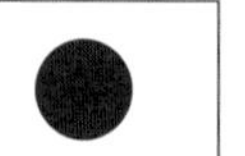

「面倒」
「痛い」
「器具をつけての笑顔が少し恥ずかしい」
「笑ったときに見えるから抵抗がある」など

アメリカに多かった答え

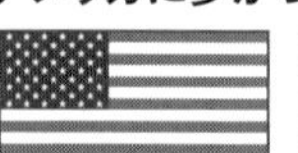

「正しい歯並びは、全体的な健康において重要」
「美的だけではなく、健康のために大変重要」
「自信が持てる」
「面倒くさいが、長期的に見ると無駄ではない」など

出典:インビザライン・ジャパン株式会社
「成功者に求められる"歯並び"に関する意識調査」(2016年10月)より
※20〜40代　日本・アメリカ　男女各400名(計800名)インターネットによるアンケート調査

と無駄ではない」など

日本では、歯並びの矯正を審美的な視点でとらえる傾向が強い。対して、アメリカでは健康や心理的な変化に着目する——。

矯正に対し、日米ではこうした差がハッキリ出ています。

そうしたこともあり、見た目を優先する治療をおこなうクリニックもあります。

歯を口のなかに収め、前歯をキレイに並べる……。

そうしたクリニックの治療では、こ

れで終わりです。

歯並びに悩んでいる患者さんは、キレイになりたいという気持ちと同時に、どこかしら不調を抱えています。私のところに来られる患者さんも、ほとんどがそうです。見た目重視の治療では、そうした不調は改善されません。

治療を受けても、また別の矯正医で再治療しなければならなくなってしまいます。しかも、一度治療を受けて不調になった方は、なかなか良くなりません。

歯を守り、歯を役立つようにして患者さんの口のなかを良い状態にし、全身の健康を保つこと――。

私は、これが歯科医師の仕事だと考えています。矯正も、この考え方に沿っておこないます。

歯並びがあるべき姿に戻れば機能も回復し、その人の持つ本来の美しさがよみがえってきます。矯正とは、そうしたものなのです。「機能美」という言葉がありますが、機能が備わってこそ形も美しいのです。

最初におこなう矯正を、慎重に選ばなければならないのです。

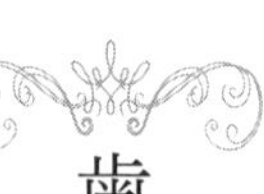

歯を抜く治療は、より慎重かつ賢明な判断が必要

「かかっている歯科医院で、『歯を抜いて矯正しましょう』と言われました。抜くのはイヤなのですが、抜かないと矯正できないのでしょうか？」

ある患者さんから、こう相談を受けました。

「矯正って、歯を抜くんでしょう？」

違う患者さんからは、こんな質問を受けました。

人間に授かった永久歯は32本です。ただし、現代人に親しらず＝第3大臼歯（だいきゅうし）は不要になりつつあり、必要な永久歯は28本になります。この数は、一生変わりません。

これまで周囲で矯正治療を受けた人の話を聞いたり、自分の目で見たりして、矯正治療にある固定観念を持ってしまっている人がいます。

人間の身体は、生まれたときからあるべき位置や形に収まり、機能しやすい状態が決まっています。歯やあごも、例外ではありません。ところが、何かしらの原因によってそれがゆがみ、ひずみの生じた状態が歯並びの異常です。

しかし一般的に歯を動かす治療で抜かれる歯は、小臼歯が多いようです。小臼歯は、第1・第2小臼歯が左右に2本ずつ並び、上下に8本あります。

矯正とは本来、「外科的処置をおこなわないで生体を本来の健康な姿に戻すこと」なのですが……。

繰り返しますが、上下で4本の第1小臼歯が抜かれることがあります。親しらずがかみ合わせを圧迫している場合もあり、この場合は親しらずも抜きます。そうなると、最大で8本抜くことになります。

抜いてできたそのすき間に、はみ出した前歯（犬歯から犬歯までの6本＝中切歯、側切歯、犬歯のそれぞれ2本）を並べます。

図表4　小臼歯の位置（永久歯の名称）

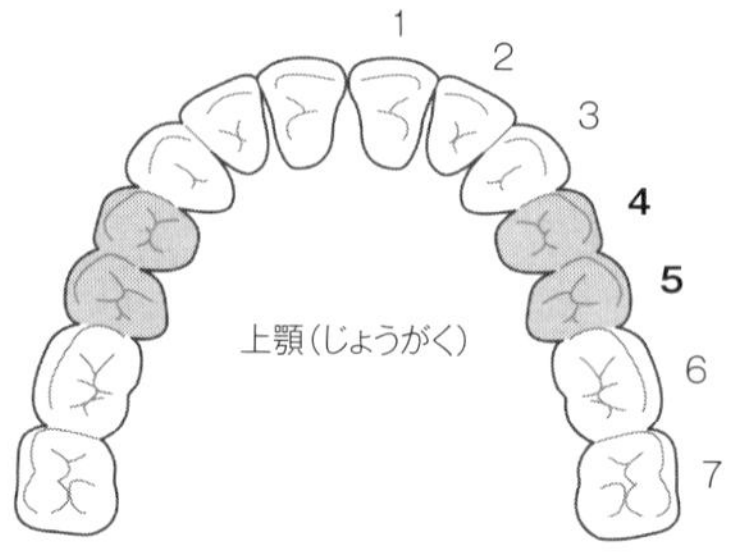

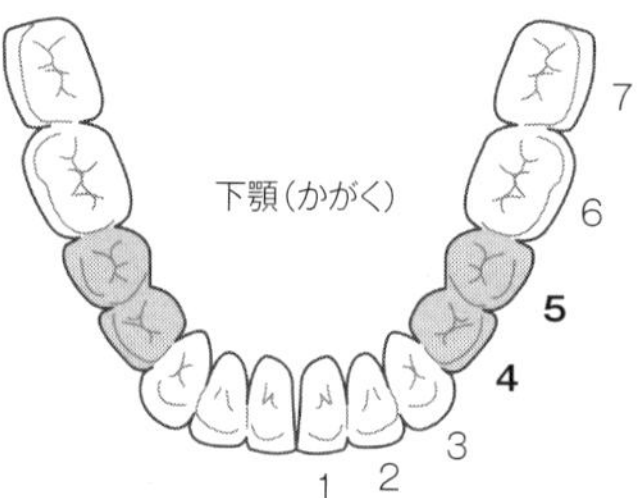

1…中切歯（ちゅうせっし）┐
2…側切歯（そくせっし）┘門歯
3…犬歯（けんし）
4…第一小臼歯（だいいちしょうきゅうし）
5…第二小臼歯（だいにしょうきゅうし）
6…第一大臼歯（だいいちだいきゅうし）
7…第二大臼歯（だいにだいきゅうし）
8…第三大臼歯（だいさんだいきゅうし）
（親知らず）※図にはありません。

歯を抜く治療は、その人本来の口の形を変え、歯の機能を変えてしまう可能性があるのです。その機能の変化は、一般に思われているほど軽いものではありません。顎関節の機能トラブル、頭痛や耳鳴り、めまいなどの不快な症状（不定愁訴）……。歯の機能の変化から、こうしたトラブルに悩まされるようになった人もいると聞きます。しっかりと調べて、慎重かつ賢明に判断するとよいでしょう。

治療のために、なぜ小臼歯を抜くのか？

では、なぜ小臼歯を抜くのでしょうか？

歯並びで気になるのは、前歯（犬歯から犬歯までの6本）です。この6本が大臼歯や小臼歯に押されて歯の列からはみ出し、歯並びが悪く見えるのです。

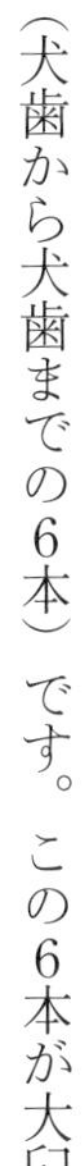

日本人の場合、歯が生えてくる順序やあごの大きさなどから、前歯のなかでも犬歯

がいちばん飛び出しやすくなります。

しかし、見た目を考えると、犬歯やまして前歯（中切歯や側切歯）を抜くわけにはいきません。この6本がキレイに並んで初めて、歯並びもキレイに見えるからです。

では、大臼歯を抜いたらどうでしょうか？

大臼歯はあごの奥のほうにあり、前歯から遠く離れています。抜いてそこにスペースをつくっても、前歯をそこまで動かすのは大変だと考えてしまうのです。間に2本の小臼歯があり、まず小臼歯を動かし、それから前歯を動かさなければなりません。

そんな面倒なことをするより、犬歯のすぐ後ろにある小臼歯を抜けば、前歯は簡単に動かすことができるのです。幸いなことに、小臼歯は左右に2本ずつ（第1と第2）、4本もあります。

「4本もあるなら、2本ぐらい抜いても差し支えないのでは……」

こう考えるのは、自然の成り行きだったのかもしれません。

また、小臼歯を抜いて歯を動かす治療をすると、前歯がダイナミックに移動し、仕上がりが劇的に変わります。

患者さんの満足度も高いのでは……。

このポイントも、小臼歯を抜く理由になったのでしょうか。

小臼歯は、前歯と奥歯をつなげる橋渡しのような存在です。この歯があるから前歯はあるべき形のカーブを描き、奥歯は大きく広いかみ合わせ面をつくれるのです。

そして顎関節の機能を守り、頭蓋骨23個のバランスをとり、12個の脳神経や動静脈の出入口をうまく調整するのです。

こうした小臼歯の役割を知れば、簡単に抜くことなどとうていできないはずです。

もちろん、どの歯が欠けてもかみ合わせは悪くなり、かむ機能も低下します。歯にはそれぞれ大事な役割があり、健康な歯を安易に抜くのは避けたいものです。

歯を抜くことで、加齢とともに健康に少なからぬ影響が生じるかもしれません。そうした将来的なリスクまでよく考えて、決断することが求められるでしょう。

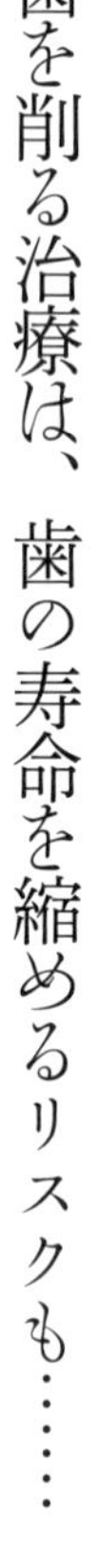

歯を削る治療は、歯の寿命を縮めるリスクも……

歯並びを整えるために、歯を削る治療もあります。それを「補綴矯正（審美補綴）」という人もいます。とくに前歯です。部分矯正法として、前歯を削る治療もおこなわれています。

「普通の矯正だと、2～3年はかかる。前歯の歯並びは良くしたいけど、何年も待てない」

「前歯にワイヤーやブラケットをつけるのは、イヤ」

「前歯に隙間があって、それだけが気になる」

こうした患者さんの場合、歯を削る治療を選ぶ方もいます。

削る治療では、治療する歯の表面のエナメル層を削ったりもします。

削った歯にセラミックの薄い板（ラミネートベニア）を貼ったり、セラミックのカバ

図表5　ラミネートベニア

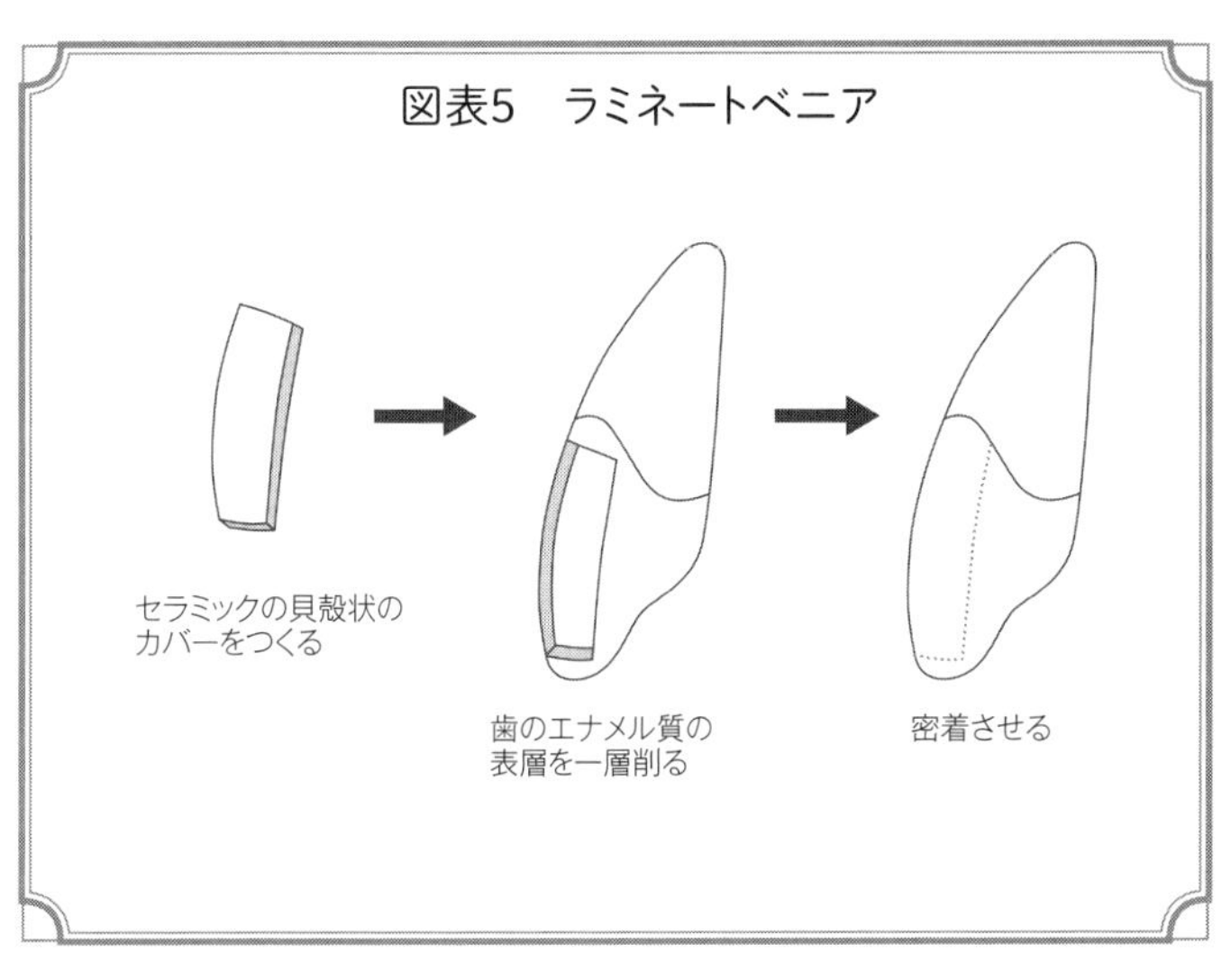

ーをかぶせたりします。この作業のために、歯を削らなければなりません。

セラミックは透明感が高く、より天然の歯に近い色が出せます。また、表面が滑らかなため色汚れがつきにくく、ほとんど変色しません。

ただし、健康な歯を削り、人工物をかぶせる治療には問題があります。

削るエナメル層の厚みは薄いのですが、接着がうまくできないと長持ちしません。さらに、かぶせる人工物は、せいぜい7年ほどしか持たないというデータもあります。

また、むし歯のリスクが高い場合、あとあとの問題もあります。数年後、かぶせたところが全部むし歯でダメになってしまう可能性も否定できません。

特に最近は、前歯のガタガタや前突を整えるために、歯が接触する部分の前歯を削って細くして収めようとします。とても危険です。

歯を抜く治療は歯の命を奪うことであり、削る治療は歯の寿命を縮める——。

この信条から、『抜かずに治す歯並び』では歯を削る治療もおこなわないよう注意を払います。

長い目で見ると、健康な歯はできるだけ削らないことだと思います。歯並びを良くするために払う犠牲と比較すると、歯は削らないほうがメリットは大きくなります。

歯を抜かず、削らず、キレイな歯並びに――。それが『抜かずに治す歯並び』

歯が全身にかかわる臓器であることを理解している先生は、歯を抜かず、削らないようにしています。それでも結果、キレイな歯並びを実現してきました。

なぜ、歯並びが乱れるのか……。歯並びでは、ここが最大の問題です。私は、この問題を解くカギを持っているからです。そのカギが、『抜かずに治す歯並び』です。

歯並びの悪さは、奥歯が倒れることに原因があります。

奥歯を構成している大臼歯は、第1から第3まで上下左右に3本ずつあります。

第1大臼歯以外は生えてくる時期が遅く、一般に第2大臼歯は小学校を卒業するころ、第3大臼歯（親しらず）は高校を卒業してから生えてきます。

大臼歯は、歯のなかでいちばんどっしりしています。根っこもしっかりしています。

この3本がまっすぐ生えるためには、あごの後方にかなりのスペースが必要です。

しかし、そのスペースが足りないと、奥歯が斜めに生えたり、曲がって生えたりします。そのため、歯並びやかみ合わせの異常が起きてくるのです。

デコボコになったら整えるだけでは、悪い歯並びやかみ合わせは治っていません。根本原因である奥歯を、まずまっすぐに立たせなければなりません。

そうすれば傾いていた分のスペースがあき、重なったり、飛び出したりしている前歯がキレイに並ぶスペースができてきます。

奥歯を後方に動かすことはできないか、とても難しい……。

従来の矯正治療では、こう考えられていました。そこで、真ん中の小臼歯を抜いて小さなU字型にする方法を採っていたのです……。


歯並びが乱れる原因の奥歯を起こし、乱れた歯並びを少しずつ3次元的に元の位置に戻す。

これが、私のおこなっている『抜かずに治す歯並び』です。

図表6　押しくらまんじゅうによる歯並びの異常

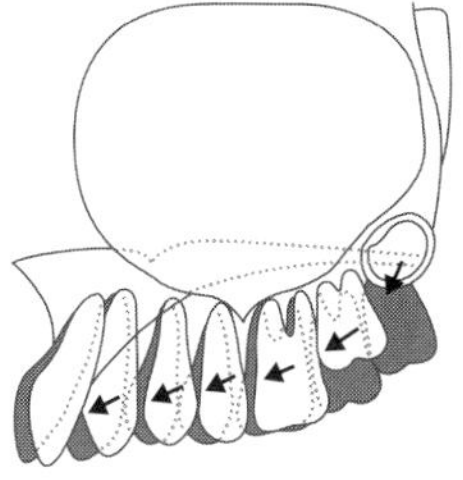

①前歯が前にまっすぐ前に押し出される。

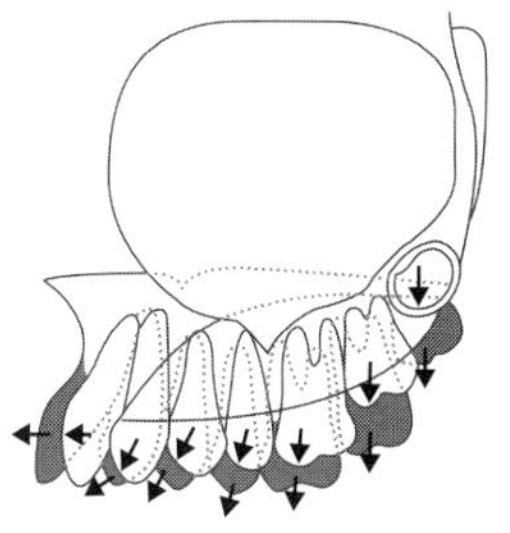

②奥歯が斜め下に押し出される。斜め前に押し出されるから、歯が飛び出してくる。

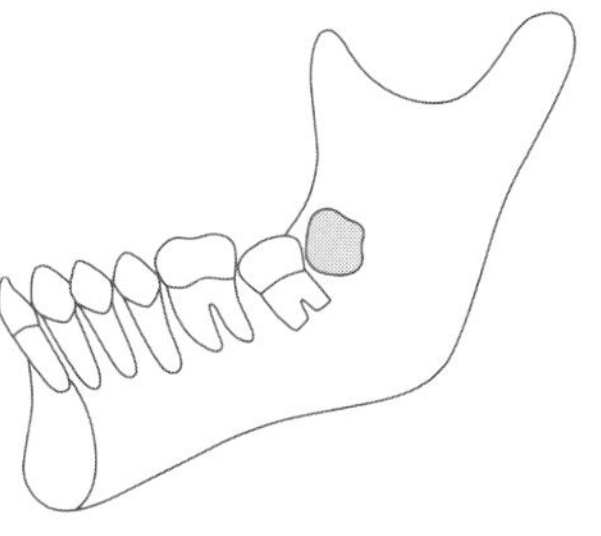

③押しくらまんじゅうの典型的な原因と症状。親知らずによる押し出しの一時的な状態。

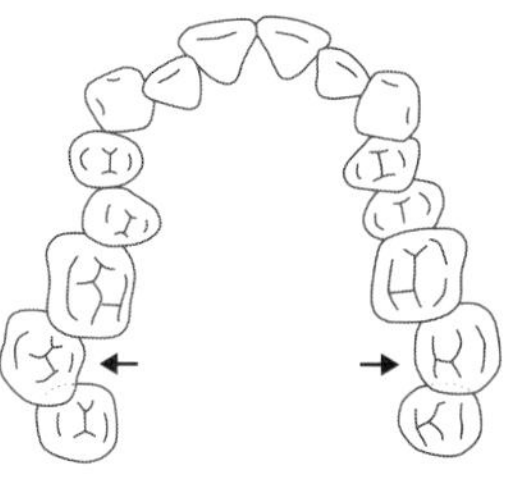

④押しくらまんじゅうによる前歯と奥歯がガタガタの叢生。

この方法だと、小臼歯を抜く必要は必然的になくなります。むりやりスペースをつくらなくても良いからです。

『抜かずに治す歯並び』の背景には、神奈川歯科大学の佐藤貞雄教授と、元ウィーン大学のスラバチェック博士の存在があります。

佐藤教授は、歯並びの乱れる原因が奥歯にあることを突き止めています。私は、佐藤教授からその理論と歯並びを調整する技術を学びました。スラバチェック博士からは、口腔学の考え方を習得しました。

もし、抜くとすれば、奥歯を倒す原因となっている親しらずです。親しらずがなければ、抜く必要はありません。

私が抜かない矯正を提唱し始めた当時、いろいろと批判もありました。現在では「抜かない矯正治療」をおこなう歯科医師も増え、常識として定着しています。

生体と頭蓋骨全体に調和させて『抜かずに治す歯並び』をするようになってから、私は、健康な小臼歯は抜いていません。そのほうが出っ歯や受け口がバランス良く口のなかに収まり、乱くい歯も八重歯（親しらず）もキレイに並び、元気になられます。こうした矯正が可能になったのは、先にお話したように、悪い歯並びの原因である奥歯をまっすぐに立て、本来の位置に戻しているからです。

その結果、健康もよみがえってきます。

「抜かないと、削らないと前歯が出る」と言われた場合は、その先生の技術力が不足している可能性があります。必ず、そうはならない技術力のある先生がいらっしゃると思います。

健康な歯は抜かない、削らないことです。

下顎前歯（かがくぜんし）は、体制感覚器官なので三叉神経節（さんさしんけいせつ）に鋭く影響します。さらに顎関節と調和して並んでいます。ですので、前歯を簡単に矯正で揃えると、前歯が少し前に煽ります。すると顎関節が少し後方に下がって、顎関節の後方の顔面神経や内耳神経、三叉神経などの脳神経が圧迫され、頭頸部の筋肉が硬直して動脈静脈の流れが悪くなり、体調不良や不定愁訴が出ます。

矯正治療で下顎前歯を抜いたり削ったり、「抜かないと矯正できない」と言って煽(あお)ったりすることは、とても危険です。ましてや、ご自身でマウスピースを動かすなんて論外です！　咀嚼(そしゃく)器官は、下顎前歯を中心に多くの脳神経や血管、筋肉が絡まってつくられています。全身の健康に繋がるので慎重に治療しましょう。

下顎前歯がデコボコになっているのは、顎関節と調和してデコボコに並んでいるからです。歯と顎関節と筋肉が咀嚼器官や発音器官を形成しています。このデコボコを下手に揃えると、体調不良が起こり、あなたの人生と運気はいっきにテンションが下がります。多くの動物は、下顎前歯で食べ物を捕獲して食べます。下顎前歯で捕獲状態の感覚を理解して獲物を捕獲しているのです。下顎前歯は、デリケートな三叉神経体性感覚支配を受けています。

「抜かない、削らない」矯正と、「目立たない、痛くない」矯正のドッキング

私が提唱し、実践してきた『抜かずに治す歯並び』の本丸です。その矯正では、矯正装置としてブラケットとワイヤーを使っています。

「先生、やっぱりワイヤー矯正は目だってイヤです」

「先生、ワイヤー矯正は痛そうです。イヤです」

患者さんから、よくこういう訴えがありました。痛みには個人差があり、いくらキレイな歯並びを実現するためとはいえ、こうした切実な声は胸に刺さります。

「矯正は受けたいけれど、矯正装置が見えるのはイヤ」

「通院の時間がとれない」

マウスピースによる矯正法は、こうした人のために開発されています。

マウスピースによるこの矯正法なら、患者さんの切なる希望がかなえられます。見た目からワイヤー矯正に踏み切れなかった患者さんにも、満足してもらえます。従来のワイヤー矯正に比べ、痛みが少ないのです。またイオン療法を加えれば歯の組織が安定して痛みを除くことができ、矯正のスピードが加速できるのです。さらに850ミリの近赤外線により、数倍の加速移動が可能になりました。

マウスピース矯正では抜かない・削らない、『抜かずに治す歯並び』のノウハウも活かせる——。

私にとってここも見逃せないポイント、非常に重要なポイントでした。

冒頭で紹介した患者さんは、『抜かずに治す歯並び』としてマウスピースによる矯正を受けた患者さんです。

こうして「ワイヤー式」「ワイヤー＋マウスピース」「マウスピース単独」など患者さんの状態によって選べ、治療の幅が広がったのです。

いうまでもありませんが、私は妥協しない「抜かない矯正」を選択しています。もし抜歯だけが前提であれば、マウスピース矯正は導入していません。

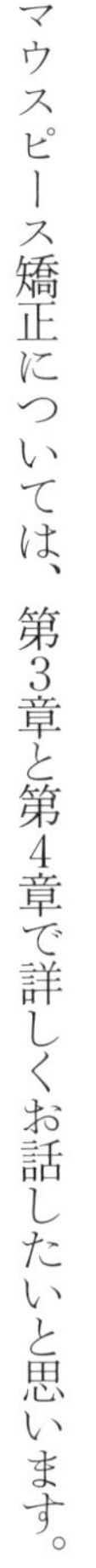

この矯正法なら、小学生から中高年まで安心して受けられる

マウスピース矯正については、第3章と第4章で詳しくお話ししたいと思います。

「抜かない、削らない、目立たない、痛くない」、そして通院がラクな矯正は、あらゆる年齢層におこなえます（非常に小さいこどもさんは除く）。ここは大切なポイントです。

矯正治療を受ける年代は、10代後半が最も多い――。

厚生労働省の調査では、歯並びの矯正をおこなう約60%が19歳以下という結果が出ています。この年代は、多感でおしゃれへの関心が強く芽生える時期です。

「矯正は受けたいけど、やっぱり目立つワイヤー矯正はイヤ！　目立たない矯正を受けたい！　痛いのもイヤ！」

「通院時間もなかなかとれない」

それだけに、この思いはもっと強いかもしれません。

20代では、就職や恋愛・結婚といった人生の大きなテーマが出てきます。そこで、矯正希望が強くなりますが、やはり〝見た目〟と痛みは避けたいと思うはずです。

10代でも、20代でも、「4ない矯正」はその思いと健康に応えてくれます。「抜かない、削らない」ことは自分の歯を守り、「目立たない、痛くない」は精神的な負担をはるかに軽くしてくれるからです。そして通院もラクになるのです。

中高年でも、矯正を希望する方は少なくありません。「4ないプラス1」矯正は、中高年にも適した矯正法だと考えています。

「そろそろ、子どもが結婚適齢期になります。結婚式ではたくさん涙を流すでしょうが、思いっきりの笑顔で祝福したい。その日に備えて、歯並びをキレイにしたい」

「昔から、歯並びが気になっていました。大学を卒業して20年以上になりますが、クラス会で『キレイな歯並びになったわね!』って驚かせたい」

「歯並びが悪く、会社の女性社員の目が気になります。自分の意識過剰かもしれませんが、歯並びはキレイなほうが良いので、矯正したい」

「年齢的に更年期に差しかかり、元気だと感じる日が少なくなった。できることなら歯並びを治すことで体調も良くしたい」

中高年の方が矯正を希望される背景には、いろいろな思いや気持ちがあるでしょう。

「4ないプラス1矯正」であれば、ただキレイな歯並びにするだけでなく、健康への寄与も期待できます。

たとえば、中高年になるとリスクが高くなる歯周病です。歯並びが悪いと歯磨きがしっかりできず、歯周病のリスクが高くなってしまいます。

また、認知症も気になると思います。

認知症と歯の関係では、歯がなくてかめない方のほうが認知症になりやすい傾向があります。寝たきりの高齢者に入れ歯をつくり、自分でよくかめるようにしたら、元気が出て起き上がって歩けるようになったという話もよく聞きます。

歯並びを整えてかみ合わせを良くすると、認知症の予防にもなります。

歯周病予防と認知症予防――。

中高年の矯正には、健康に欠かせない大きなポイントがあるのです。中高年で矯正を考えておられる方は、「抜かない、削らない、目立たない、痛くない」、そして通院もラクな矯正を考えられてはいかがでしょうか。

第2章

キレイな歯並びは、あなたの美と健康のベスト・パートナー

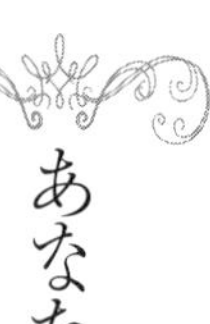

あなたは、自分の歯並びに自信を持っていますか？

この章では、矯正の意味について知っていただきたいと思います。

「歯並びがずっと気になっている。見た目を良くしたい」

「思いっきり口を開けて、笑いたい。そのために、歯並びをキレイにしたい」

歯を矯正しようと考える人の多くは、これが最大の動機でしょう。

私は、矯正を単なる〝見た目〟を良くするためのものとは考えてはいません。もちろん、〝見た目〟を否定するものではありませんが、〝健康〟も重視しているのです。

ただ〝見た目〟から矯正治療を考える方が多いことは事実です。そこで、まず〝見た目〟での矯正治療の効果についてお話したいと思います。

マウスピース矯正の一つである「インビザライン」は、米国のアライン・テクノロジー社が開発しました。21ページで紹介した調査と同じく、アライン・テクノロジー・

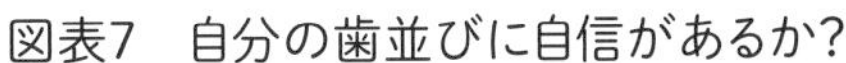

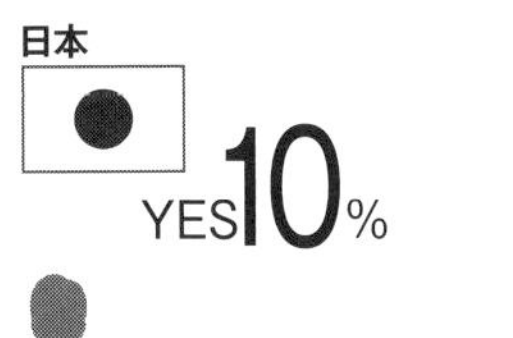

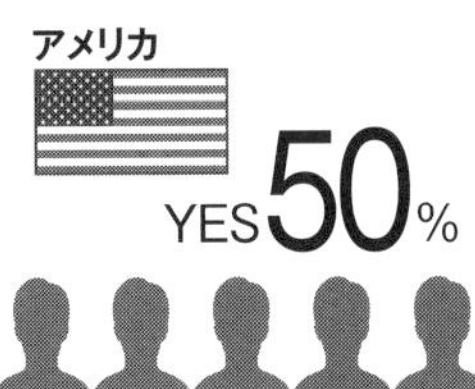

歯並びに自信がある
日本人は
アメリカ人の $\frac{1}{5}$

出典:インビザライン・ジャパン株式会社
「成功者に求められる"歯並び"に関する意識調査」(2016年10月)より
※20〜40代　日本・アメリカ　男女各400名(計800名)インターネットによるアンケート調査

ジャパン（2020年6月1日より「インビザライン・ジャパン」に社名変更）が歯並びについて行ったアンケート調査をしているので、それをご紹介しつつ話を進めていきましょう。

最初は、「自分の歯並びに自信はありますか？」というアンケートについてです。

イエスと答えた人は日本が10％、アメリカが50％――。

歯並びに自信のある日本人は何とわずか10％！　アメリカの5分の1です。

アメリカでは、歯並びの矯正が普及

しています。そのことが、この高い率に反映していると考えられます。

歯並びは、〝見た目〟と笑顔にとても密接な関係があります。

二つ目の調査に「歯並びが良い笑顔と、歯並びが悪い笑顔の印象」についてのデータがあります。対象は、25〜39歳の就職している男女600人です。

結果は、次のようになっています。

※歯並びが良い笑顔は「上品」……20・7%

※歯並びが悪い笑顔は「品がない」……18・5%

歯並びが良い笑顔は、歯並びが悪い笑顔より、「上品な印象」と回答した人が12・1倍にも達しています。

一方、悪印象のほうはどうでしょうか?

※歯並びが悪い笑顔は、歯並びが良い笑顔より「幼い」……10・8倍

※歯並びが悪い笑顔は、歯並びが良い笑顔より「品がない」……5・6倍

当然といえば当然ですが、歯並びの良い笑顔のほうが、より好印象を持たれやすい

図表8　歯並びが笑顔に与える印象

歯並びの良い笑顔は

上品

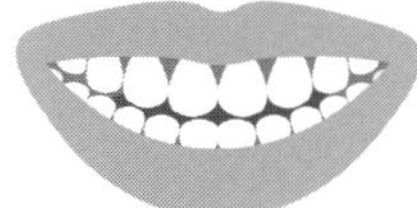

20.7%

⊕

歯並びの悪い笑顔は

品がない

18.5%

⊖

歯並びの良い女性の笑顔は上品!

出典:インビザライン・ジャパン株式会社
「成功者に求められる"歯並び"に関する意識調査」(2016年10月)より
※20～40代　日本・アメリカ　男女各400名(計800名)インターネットによるアンケート調査

傾向がハッキリ出ています。

人の第一印象は、初めて会ったときの3~5秒で決まる

「人間は外見ではない、中身でしょ」

よく、この言葉を耳にします。

確かに、人間には「中身」も大切です。でも、現実はどうでしょう。外見、それも第一印象から、その人を判断することが多くないでしょうか?

人の第一印象は、初めて会ったときの3~5秒で決まる——。

これは、「メラビアンの法則」といわれるものです。

その〝決まる〟要素として、見た目や表情が重要なのです。

たとえば視覚情報(見た目や表情)が55%、聴覚情報(声による情報)、言葉や会

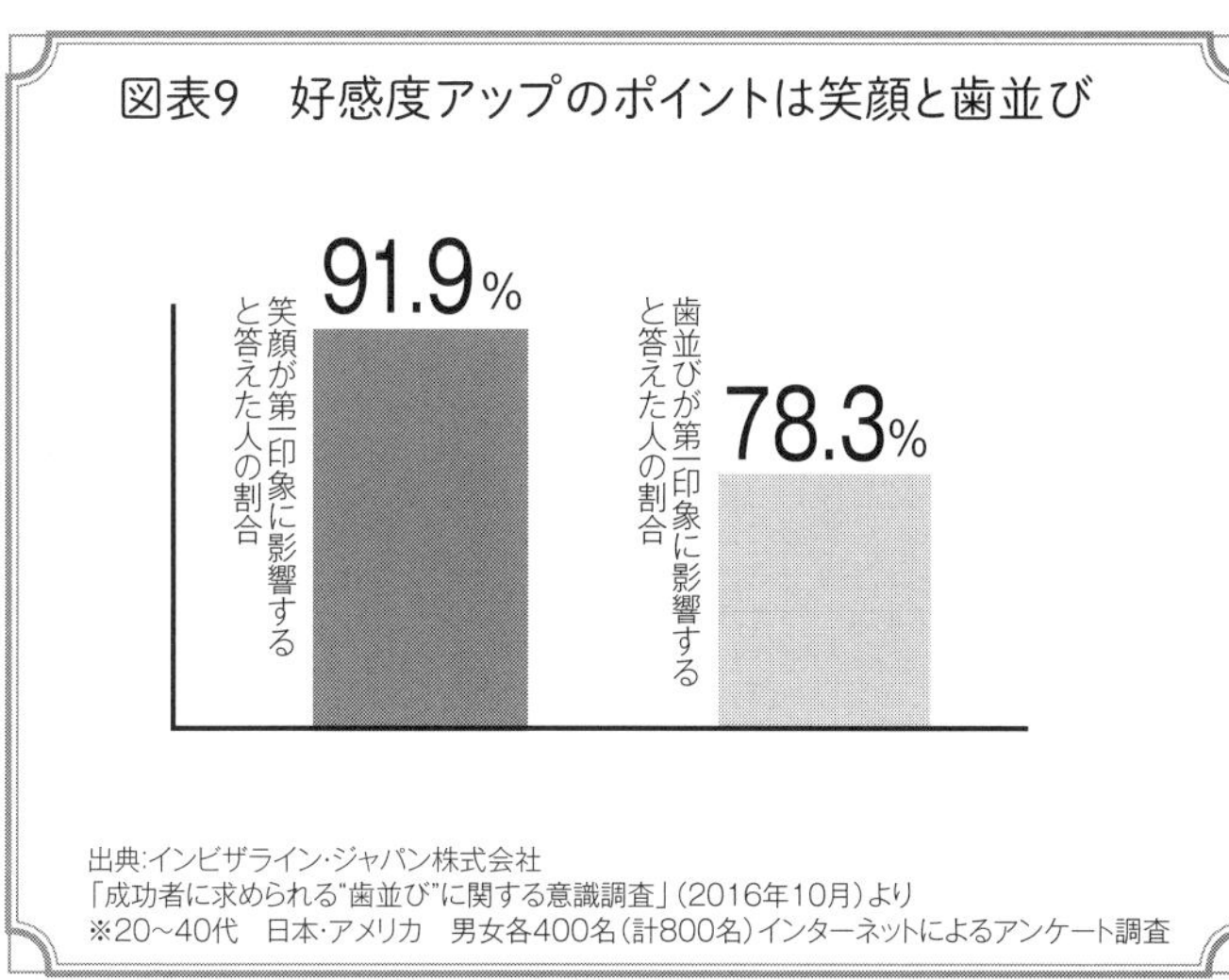

話の内容が7%とされているほどです。

人と話すとき、相手の目はどうしても口元にいきます。

顔全体の印象のほとんどは、口元の印象で大きく左右されます。というのは、表情をつくるうえで、口元はとても重要な役割を果たすからです。

とくに、笑顔での歯並びの状態は、その印象を決める大きなポイントになります。

三つ目の調査に「笑顔や第一印象」についての結果があります（2016

年10月）。対象は20代～40代の男女８００人で、「5年以内に結婚を希望する男女」です。

※笑顔は第一印象に影響する？　……「影響する」と答えたのは91・9％の人

※歯並びは第一印象に影響する？　……「影響する」と答えたのは78・3％の人

笑顔と歯並び——。

笑顔と歯並びの二つは、初めて会う人に第一印象で好印象を持ってもらう重要なポイントになるわけです。

初めて会う相手の顔で気になる部分については、「目」が圧倒的な多数を占め、「口元」「鼻」を続いています。ところが、相手の笑顔で気になる部分については、「口元」と「目」はほぼ横並びとなっています。

良い第一印象を持ってもらいたいなら、歯並びの良い口元と笑顔——。そしてあなたの清潔感も表します。第一印象でのキーポイントです。

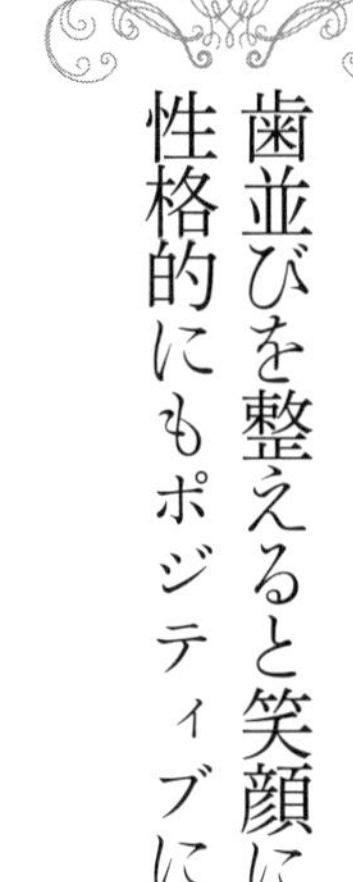

歯並びを整えると笑顔に自信が持て、性格的にもポジティブになる

話をしていると、相手の視線はいろいろなところを動きます。

歯並びが悪いと、口元にくる相手の視線が気になって仕方がありません。歯並びの悪さに、コンプレックスを感じているからです。

「あっ、この人はいま、私の口元を見ている。そんなに口元を見ないで!」

いつも、こんな心配をすることになります。

笑顔に自信が持てず、つい口を開けて笑うことが少なくなります。

表情も暗くなり、「あの人は消極的な人」と思われたりしてしまいます。本当は明るくて快活なのに、歯並びのせいでそう評価されてしまうのは残念なことです。

歯並びを良くすると、笑顔に自信が持てるようになります。性格的にもポジティブ

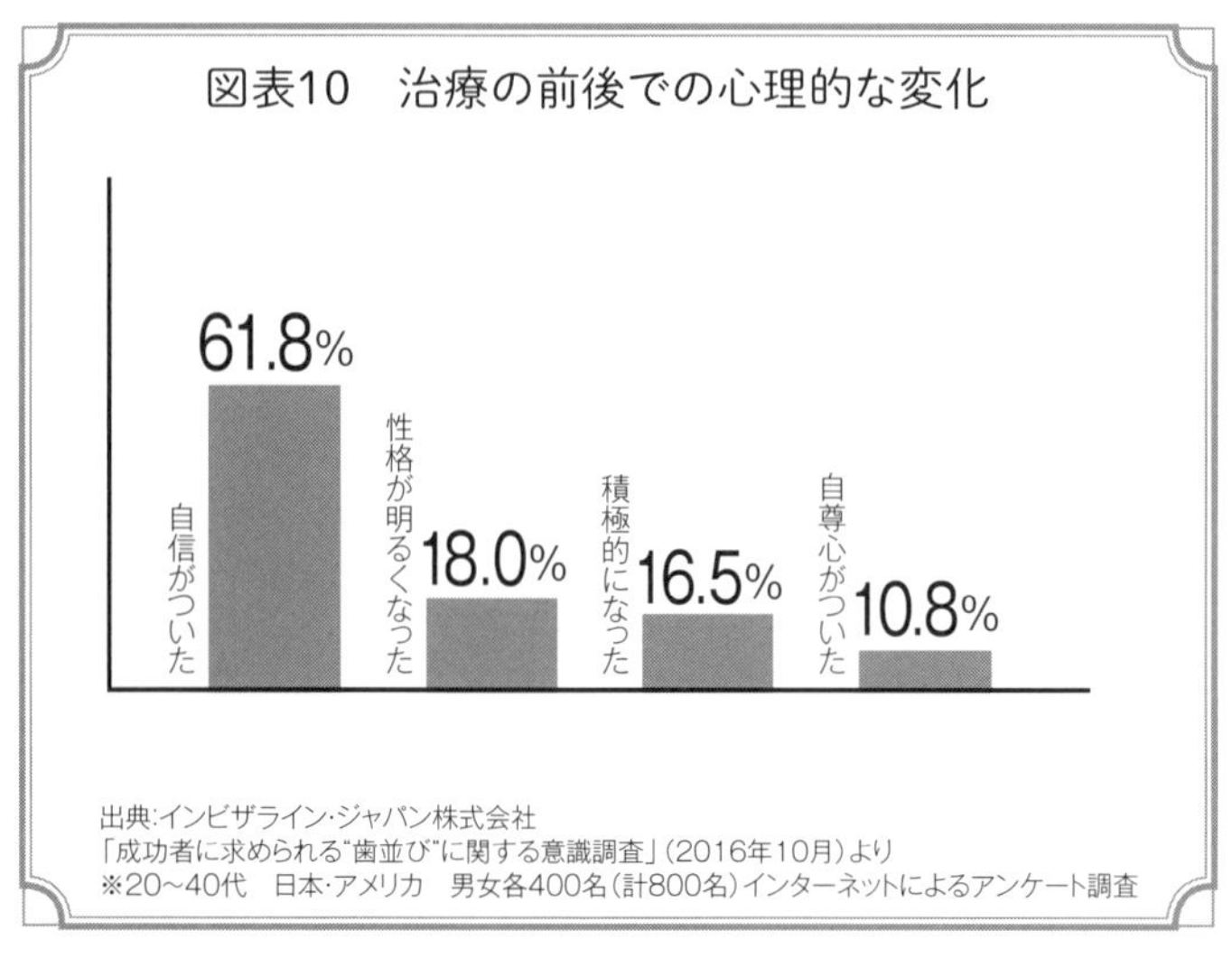

になれ、行動にも積極性が出てきます。

これは、男性でも女性でも同じです。

四つ目の同社の調査に「治療の前後での心理的な変化」に関する報告があります。

※自信がついた……61・8%

※性格が明るくなった……18・0%

※積極的になった……16・5%

※自尊心がついた……10・8%

この他、「歯並びを気にせず、笑顔で笑えるようになった」、「ホッとした」などの回答も得られています。

矯正でコンプレックスが消えた――。

答えは実にいろいろですが、いまの結果はこうまとめることができます。

良い歯並びでよくかめると、リフトアップ効果でシワ・たるみの防止に

ここまで、良い歯並びと笑顔のメリットをお話してきました。

※高年収の男性ほど、女性の歯並びが気になる

※良い歯並びは好印象と積極性、ステータスの象徴になる

良い歯並びと笑顔には、こうしたメリットもあります。歯並びと笑顔の話はこれくらいにして、その他の美容的なメリットをお話したいと思います。

歯並びを整えてよくかめることから、顔への効果も生まれます。その効果は、「かむための筋肉（咀嚼筋）」に関係します。

かむときの使う筋肉（咬筋・側頭筋）は、目じりから頬に沿っています。

腹筋運動をすると、ウエストが引き締まる――。

このことはご存じと思います。ダイエットなどでは、腹筋運動をしている方が少なくありません。

それと同じことで、咬筋や側頭筋が鍛えられると、次第に顔が引き締まってリフトアップします。シワやたるみの改善・解消にもつながり、アンチエイジング効果があります。

「リフトアップって、エステやマッサージ、美容外科のことでしょう」

経験のある方は、こんなことを考えられるかもしれません。

こうしたケアは、身体の外側からのものです。矯正によるリフトアップは、身体の内面からのアプローチです。しっかりかむことこそ本当のリフトアップ、自然リフトアップにつながるのです。

よくかめると、若返りホルモンを含む唾液がよく分泌される

歯並びを整えてよくかめるようになると、唾液の分泌が良くなります。そこから、若返りの効果も期待されます。

唾液は口のなかの粘膜を湿らせ、含まれる酵素が消化を助けます。食べ物を食べやすくし、食べかすを流してもくれます。

唾液には、歯垢のなかの酸を中和させる働きもあります。酸が中和されると、むし歯のリスクが低くなります。

唾液のなかにはまた、たくさんの抗菌物質が含まれています。その物質が、むし歯

菌や歯周病菌などが増えるのを抑えてくれます。唾液が豊富に出る方は、むし歯や歯周病のリスクを抑えることもできます。

「若返りの効果って出てこないけど……。本当にあるんですか？」

遅くなりましたが、若返りの効果をお話しましょう。

唾液には「若返りホルモン」が含まれています。医学的には「上皮成長因子（EGF）」や「神経成長因子（NGF）」と呼ばれています。

EGFは、全身の細胞を新しくつくる働きがあるホルモンです。歯や髪の毛も、このホルモンで細胞が変化したものです。

NGFは、神経の増殖をうながすホルモンです。加齢とともに破壊されていく神経線維を修復する働きがあります。

EGFもNGFも、アンチエイジングには欠かせないホルモンです。唾液をしっかり出すことで、アンチエイジングが促進されることになります。

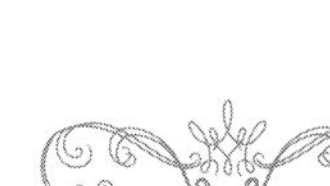

歯並びを良くすると、むし歯や歯周病のリスクが低くなる

矯正は、口のなかの健康にも深く関係しています。

まず、むし歯や歯周病のリスクです。

28本の歯は、それぞれが役割を持って与えられた宝物です。1本も無駄な歯はなく、きちんとケアすれば一生使えます。

歯を失う原因の70％以上が、むし歯と歯周病です。歯を失わないためには、きちんとした歯磨きが大切になってきます。

そこで、歯並びが問題になってきます。歯並びが悪いと、ブラッシングなど歯のメンテナンスが行き届かなくなるケースが多くなります。むし歯や歯周病のリスクを高めることにもつながり、最悪の場合は歯を失うことになります。

歯並びの悪さは、歯を失う大きなリスクの一つになる――。

ここを、ぜひ知ってください。

歯並びを整えれば、歯ブラシの毛先が届きにくかった部分にも、毛先が届くようになります。しっかりキレイに磨くことができるようになり、むし歯や歯周病にかかるリスクがぐんと低くなります。

また、歯並びが悪いと、上の歯と下の歯がうまくかみ合いません。その状態では、歯にかかる負担のバランスが悪くなります。必要以上に力がかかっている歯は、どうしてももろくなります。加齢にしたがい、歯を失うリスクが高くなってしまいます。

歯を失いたくなければ、ぜひ歯並びとかみ合わせに注目してください。

歯に原因があれば、悪い歯並びを治すと不定愁訴は消える

矯正は、不定愁訴の解消にも寄与してくれるケースがあります。歯並びが悪いとかみ合わせがおかしくなり、不定愁訴の原因にもなるからです。

歯並びとかみ合わせは、不定愁訴と密接な関連がある――。

矯正歯科医としてスタートを切った当初から、私はこう訴えてきました。

不定愁訴の原因には、かみ合わせの異常や顎関節の機能障害が考えられる――。

最近になって、かみ合わせと不定愁訴の関係に注目する歯科医師が増えています。ホームページなどで、「かみ合わせを良くすると、不定愁訴が消える」と書いている医師も増えてきました。

腰痛、肩こり、めまい、耳鳴り、頭痛、手足のしびれ、膝の痛み……。

不調の症状はさまざまですが、いちばん多いのは腰痛や肩こりです。女性であれば、生理不順や生理痛に悩んでいる人もかなりの数になります。

症状は一つとはかぎりません。二つも三つも抱えている人もいます。症状の重い・軽いもあります。本人がハッキリ自覚している場合もあれば、指摘されて初めて気がつく場合もあります。

こうした不調が身体にあれば、普通はまず内科にかかります。診察や検査を受け、原因がわかることもあります。しかし、悪いところが一つも見つからないこともあります。

「原因はわかりません。原因不明の不定愁訴ですね」

原因がわからないと、不定愁訴とひとくくりにされてしまいます。その結果、患者さんは病院を転々とすることになります。

挙句の果てに、気のせいや年齢のせいにされ、自律神経失調症の薬や精神安定剤などが処方されます。こうした薬を飲んでも、根本から良くなることはありません。

ところが、歯並びが良くなると、かみ合わせも良くなり、身体のバランスが改善されます。その結果、頭痛や肩こり、腰痛といった不定愁訴のイヤな症状を軽減したり、解消することができます。そのことは、全身の健康維持に直接つながります。

逆に、もし、かみ合わせを本来の健康な状態に戻しても身体の不調が消えなければ、他の原因を考えたほうが良いことになります。

悪いかみ合わせが原因の顎関節症も、矯正で歯並びを治せば消える

これまでの歯科の病気といえば、むし歯と歯周病が中心でした。

最近は、顎関節症が増えてきました。いまや顎関節症は、むし歯・歯周病と並ぶ歯科の3大病気となっています。

口が十分に開かない、口を開けたり閉じたりするときにカクカクという音（クリック音）がする、モノを食べるとあごや筋肉が痛い……。

これが、顎関節症の代表的な3症状です。

その顎関節症のリスクを高める要素の一つが、歯並びなのです。

なぜ、歯並びが悪いと、顎関節症のリスクが高くなるのでしょうか？

私たちは普段、地面の上にまっすぐ立って歩いたり、走ったりしています。それは重力があるからで、歯にかかる力もまっすぐ下にかかります。

本来、歯はまっすぐに生え、上下垂直の力がかかってより良い状態にかみ合います。それが重心とバランスの取れた良いかみ合わせなのです。

ところが、歯が斜めに生えてきたり、上下の歯がピッタリかみ合わないと、力が垂直にかかりません。力が斜めにかかったり、なかにはまったくかみ合わない歯や、一部だけぶつかる歯が出てきます。これではさらに歯並びをゆがめ、かみ合わせを悪くします。

歯並びの異常や悪いかみ合わせがあると、そのストレスは顎関節にかかります。

歯はあごの骨に支えられ、あごの骨は咬筋などの筋肉によって動きます。その動きを支えているのが、顎関節です。これらが一体となって動いて初めて、口が開いたり、モノがかめるのです。

歯並びが異常になると、悪いかみ合わせから、顎関節に不自然なストレスがかかるようになります。そこから顎関節の機能が狂い、顎関節症になります。逆に、顎関節症になると、その影響でかみ合わせがよけい悪くなることもあります。

かみ合わせは、全身の関節と連動しています。

悪いかみ合わせからの顎関節のトラブルは、全身の関節に深く影響をおよぼすこともわかっています。顎関節のトラブルを放置しておくと、頸椎、胸椎、肩関節、さらに股関節などのゆがみにつながります。

3大症状に気づかずに、全身症状が出る……。

顎関節症では、この場合がやっかいです。

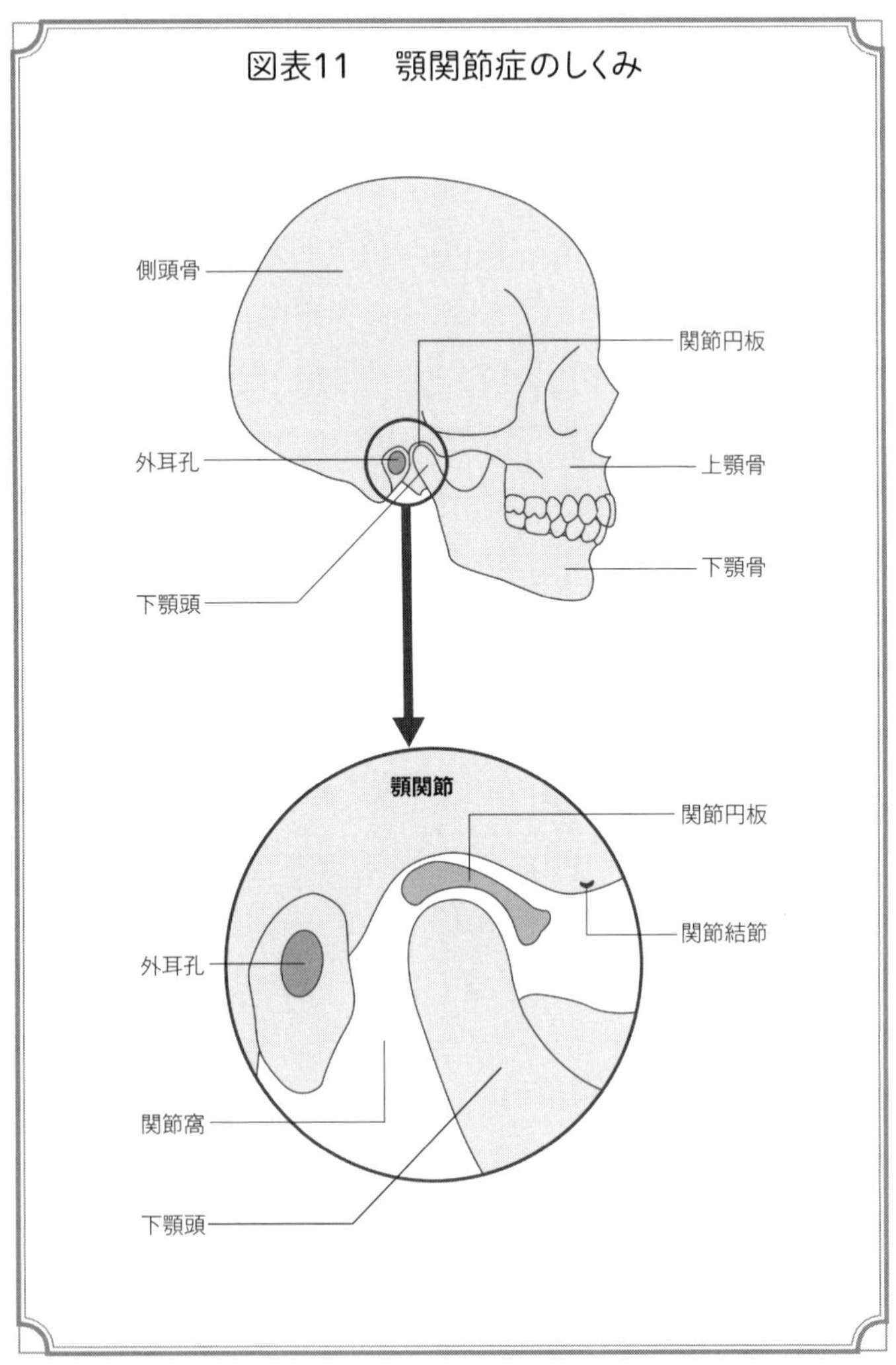
図表11　顎関節症のしくみ
側頭骨
関節円板
外耳孔
上顎骨
下顎骨
下顎頭
顎関節
関節円板
関節結節
外耳孔
関節窩
下顎頭

原因があごにあるとは思わず、内科や耳鼻科にいきます。悪いところは見つからず、何軒も病院を回るドクター・ショッピングを重ねてしまうことになります。

顎関節症を治す手段の一つとして、歯並びの矯正は、原因を除去する治療になりうるのではないか……。私はこう考えています。

顎関節のゆがみが軽度の場合、かみ合わせを整えることで顎関節への負担を軽くすることができます。負担が軽くなれば、人間が本来持っている自然治癒力で、顎関節の機能も少しずつ回復してきます。

顎関節症には、かみ合わせからくるものと、その他の障害からくるものに分けられます。かみ合わせ以外が原因であれば、それに応じた治療を受ける必要があります。

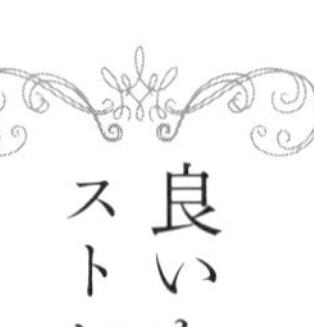

良いかみ合わせは適度な歯ぎしりを可能にし、ストレスが解消できる

良い歯並びでしっかりかめるようになると、ストレスマネジメントもうまくいくようになります。

心身ともに健やかな生活を送るために、ストレスは障害となります。ストレスマネジメントに、私は矯正の大きな意義を認めています。

ストレスマネジメントについては、本などでいろいろな方法が紹介されています。

そうした方法を使わなくても、実は、私たちはストレスマネジメントの方法を身につけています。それが〝歯ぎしり〟です。

「歯ぎしりは歯に悪いと聞いています。歯ぎしりしても良いんですか？」

こう思われるかもしれませんが、適度な歯ぎしりには深い意味があるのです。

日常生活には、精神的にも、肉体的にもさまざまな刺激があります。その刺激がストレスになるため、ストレスには良いストレスと悪いストレスがあります。受け取り方にも個人差がありますが、どちらのストレスにせよ、ストレスを感じるのは脳です。

脳に強いストレスがかかると、寝ている間に、脳はストレスを解消しようとします。そのため、口の周辺にある筋肉（側頭筋や咬筋）を緊張させます。歯ぎしりは、その筋肉の緊張のあらわれなのです。

歯ぎしりが適度にできないと、脳のストレスが解消されません。

ストレスはたまる一方で、つきまとうイライラやモヤモヤから集中力がなくなり、仕事や勉強に支障をきたします。さらに自律神経失調症をはじめとするいろいろな病気になったり、いわゆるキレるといった状況にも陥りかねません。

かみ合わせの問題が少ないこと――。

寝ている間に適度に歯ぎしりをおこなうためには、ここがポイントです。

かみ合わせが悪いと、一部の歯同士がぶつかります。その不快感から歯ぎしりが激しくなるとともに、顎関節にも強い負担がかかります。

歯ぎしりがうまくできないばかりか、歯を欠いたり、顎関節症の原因にもなりかねません。

さらに、うまく歯ぎしりができないと、歯ぎしりのたびごとにかみ合わせの狂いもどんどん大きくなっていきます。ストレスがうまく解消されないばかりか、新たなストレスが生まれることにもなってきます。

自分なりのストレス解消法を持つ……。これもけっこうですが、歯並びとかみ合わせにも着目してください。矯正で歯並びを整え、かみ合わせを良くすると、歯ぎしりという自然のストレスマネジメントがうまくできるようになります。

column

かみクセを直せば、体調が改善する

マウスピース治療をおこなう患者さんには、上下のマウスピースをかまないように注意しています。

実はどんな方にもかみクセはあります。そして、このかみクセが色々な不定愁訴の原因になっている場合があります。

歯の上下が当たると、その歯の自己受容器が反応して首の筋肉に過緊張を与え、首の動脈や静脈、自律神経の星状神経節などを圧迫して、血流障害や手足の痺れ、冷えなどが起こると考えられます。

そこでおすすめしたいのが、「あごの体操」です（72ページ参照）。歯からの影響を避け、かみ合わせを少し開けてあごの体操をすると、首の筋肉が緩んで症状が改善するのです。

まるで首を温めたように血流が良くなり、肩こりや首の痛みなどが治まって、さまざまな不調の改善も期待できます。

「あごの体操」のやり方は、とても簡単。気が付いたときに行いましょう。

あごの体操

Point

無理をせず、ゆっくり行います。
①～⑤を数回くり返しましょう。

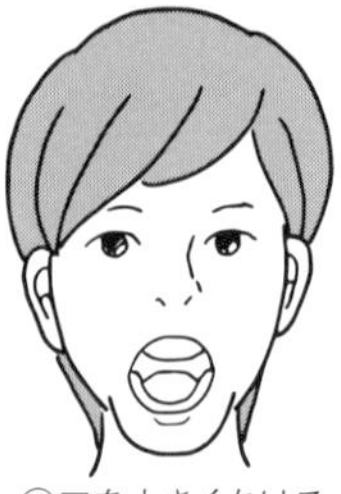

①口を大きくあける

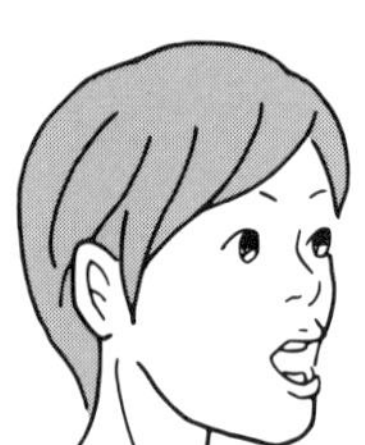

②やや口を閉じて
下顎をゆっくり前に出す

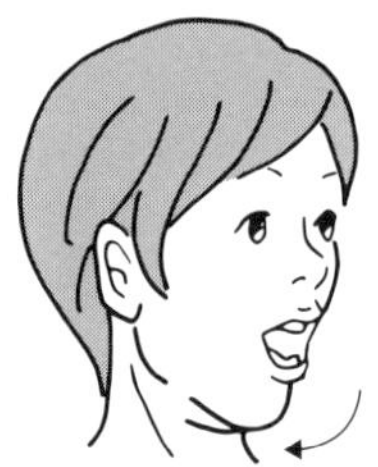

③今度は
下顎を後ろに下げる

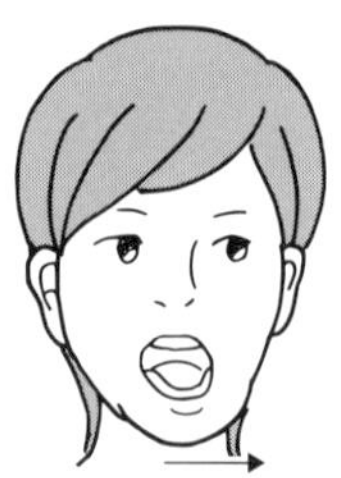

④さらに
下顎を右に動かす

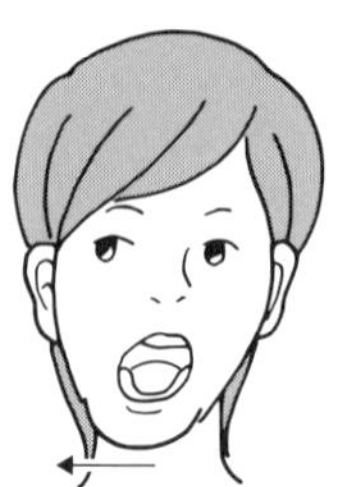

⑤最後に
下顎を左に動かす

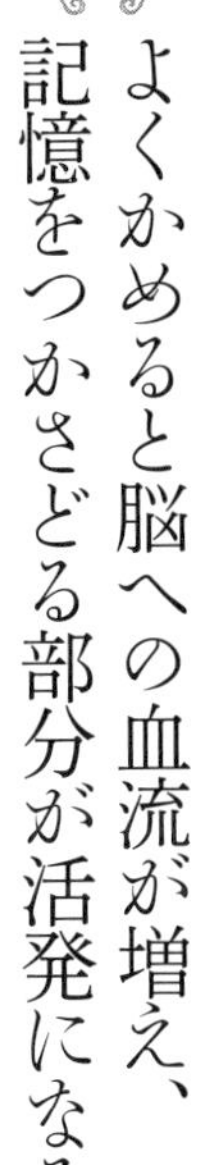

よくかめると脳への血流が増え、記憶をつかさどる部分が活発になる

良い歯並びでしっかりかめるようになると、脳への好影響も期待できます。

「脳への好影響って何？　初めて聞きました」

こうした矯正の本ではそこまで書きませんが、脳への刺激が増えるのです。

ガムをかみ、脳の変化を調べた実験があります。

しっかりかむことで脳への血流が増え、記憶をつかさどる部分（海馬）の働きが活発になることがわかっています。このことは若い方だけでなく、高齢者の脳でも確認されています。

加齢につれて、記憶をつかさどる部分の働きが衰えます。その結果、認知症のリスクが高くなります。

歯がたくさん残っている高齢者ほど、日常生活でも自立でき、認知症になるリスクも低いという報告があります。逆に、寝たきりや認知症になると、残っている歯もぐっと少なくなるという報告もあります。

寝たきりの高齢者に入れ歯をつくり、自分でかめるようにしたら、元気が出て起き上がって歩けるようになったという話もよく聞きます。

歯は、老後の健康やＱＯＬ（生活の質）に深くかかわっている——。

これらの報告は、とても大事な意味を持っているわけです。

良い歯並びでしっかりかむことで、認知症のリスクを減らすことができる——。

こう表現しても、間違いではないと思います。

アンチエイジングを考えるならしっかりかめること、そのために歯並びを整えることです。そのことで脳の血流を増やし、記憶をつかさどる脳の部分を刺激することがとても大事なのです。

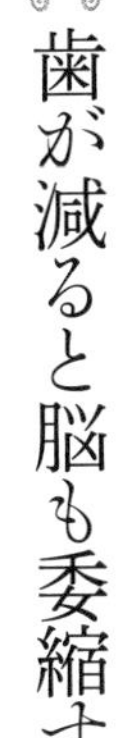

歯が減ると脳も委縮する

ここで、歯が減ると脳が委縮し、認知症になる可能性が高まるという具体的な調査結果を紹介しましょう。東北大大学院の研究グループがおこなったものです。

検査を受けた高齢者は「健康群」（652人、55・8％）、「認知症予備群」（460人、39・4％）、「認知症の疑い」（55人、4・7％）の3群に分けられました。

その結果、健康群の高齢者は平均14・9本の歯が残っているのに対し、認知症の疑いが持たれた55人は9・4本と少なく、歯の数と認知症との関連が示唆されたのです。

さらに、検査希望した健康群と認知症予備群の高齢者195人（69〜75歳）の脳をMRIで撮影し、残った歯の数やかみ合わせの数と脳灰白質の容積との関係を調べたところ、歯の数が少ない人ほど海馬付近の容積が減少し、意志や思考など高次の脳機能に関連する前頭葉などの容積も減っていることがわかりました。

これらの結果から「かむことで脳は刺激されるが、歯がなくなり、歯の周辺の神経が失われると、脳が刺激されなくなる。それが脳の働きに影響を与えているのではないか」と、調査を行った渡辺誠教授（当時）は話しているそうです。

実際に認知症治療の現場では、認知症の進行に並行するように口腔の機能が悪化する現象が見られることも確認されています。

また、咀嚼時の脳の状態を調べると、日ごろからよくかんで食べている人ほど大脳皮質の運動野が強く活性化しているそうです。

良い歯並びと良いかみ合わせは、健康寿命を長くする

あなたは、「８０２０運動」をご存じでしょうか？

80歳になっても、20本以上自分の歯を残しましょう――。これが８０２０運動で、

1989年から厚生労働省と日本歯科医師会が推進しています。運動が始まった当初、8020の達成率はわずか7％！　2012年には、38・3％にまで伸びています。日本人の歯に対する意識がそれだけアップしたためと考えられます。

8020を達成している人の口のなかは、どんな状態なのか。ここを調査した報告があり、興味深い結果が出ています。

歯並びやかみ合わせに問題がある人はいない――。つまり、「正常な歯並びやかみ合わせの人は、自分の歯を長く保ちやすい」ことがわかったのです。

最近では、インプラント治療が盛んにおこなわれています（これについてすべての歯科医師が賛成しているわけではありません。かむにはすぐれたやり方で、メリットも多いのですが、生体に異物を打つことで、自己免疫疾患などの不安が払しょくできないからです）。

素材も技術も進歩していますが、健康な自然の歯にまさるものはありません。歳を重ねれば重ねるほど、健康な歯を維持することは大事になってきます。

日本人は長寿だけど、健康寿命が短い――。

いろいろなデータから、警鐘が鳴らされています。

寝たきりにならず、平均寿命より長く、健康でいること――。

これが、健康寿命です。

その健康寿命を短くしている大きな要素が、認知症です。歯並びを整え、かみ合わせを良くすることは認知症を予防し、健康寿命を延ばすことにもつながります。

それなら、20本ではなく、全部を残すべきではないでしょうか？　そう考え、私は「親しらずを除き、28本全部を残そうよ」という「８０２８運動」を提唱しています。

同時に、「８４８８咬合」も目ざしています。前歯が８本、犬歯が４本、小臼歯が８本、大臼歯が８本のかみ合わせです（いずれも上下の本数です）。生涯28本の歯を残し、それが「８４８８」のかみ合わせになるように維持する。そうすれば老後も健やかに、認知症のリスクも低く、健康寿命も長くすごせるでしょう。

歯科用インプラントは、かむことを目的にするにはすぐれた治療です。先見性のある治療法だという人も数多くいます。

しかし、そのリスクもよく考えておかねばなりません。ゆくゆく老いた場合、インプラント周囲炎にならないための管理まで含めた長期的な視点が必要です。矯正インプラントも同様です。

体内にインプラントを打つときは閉鎖されるのが医学の常識です。開放性のインプラントだと炎症が骨に起こる状態が続き、それがトリガーとなって抗原になり、抗体がつくられます。

この抗体によって自己免疫疾患につながる可能性があるからです。自己免疫疾患とはアレルギーや膠原病（こうげんびょう）、リウマチ、I型糖尿病など免疫に関係する病気の総称です。

体内にインプラント処置をするときには、全身の影響を考えて血液検査をする必要もあります。短期間のインプラントでもそのうちに抗体ができますので、数年後に疾患が発症する可能性を否定するのは難しいと考えられます。

慢性疼痛や線維筋痛症の原因は歯にある?

慢性疼痛や線維筋痛症などの原因が歯に起因する場合があることは、あまり知られていません。一部の歯科医師は気がついています。

患者さんは知らないので、歯科に来院することがありません。

法律により、医師は歯を治療することができません。歯科医師は歯を診て治療するだけなので、あまり全身状態を診たり、検査することはおこないません。

そのグレーゾーンに慢性疼痛や線維筋痛症などの難病があると考えられます。

日本の保険制度にも問題があるかもしれません。場合によっては、治す目的よりも規則が優先される状況が生まれているからでしょうか……。

歯のかみ合わせ異常で顎位が異常となり、咀嚼筋が緊張し首こりから始まって頸肩腕症候群になり、全身に慢性疼痛が起こり、さらに交感神経の異常症状が出て、自律神経失調症となる可能性があります。そこで、主として対症療法が開始されます。

歯に原因があっても歯科医師は対応できず、医師は歯に気がつかない状態で、患者さんは病院に通い続けることになるのです。

そこに鍼灸治療も歯の原因を除去できず、対症療法として痛みを和らげる処置となるのです。

確認の方法として、割り箸1本で歯のかみ合わせ異常を解除して、顎位を生体に合わせると、徐々に痛みなどが回復していく患者さんがいます（82ページ参照）。

これが、一つの証明方法です。

それを見ただけでは、生体の反応がわかりにくいので、鍼灸で使っている良導絡の検査機器などで確認すると参考になるデータが出ます（良導絡検査機器は、自律神経異常を検査するのが得意です）。

歯科での顎位治療は時間と期間がかかるので、その間の薬は自律神経を

割り箸で歯のかみ合わせ異常を解除

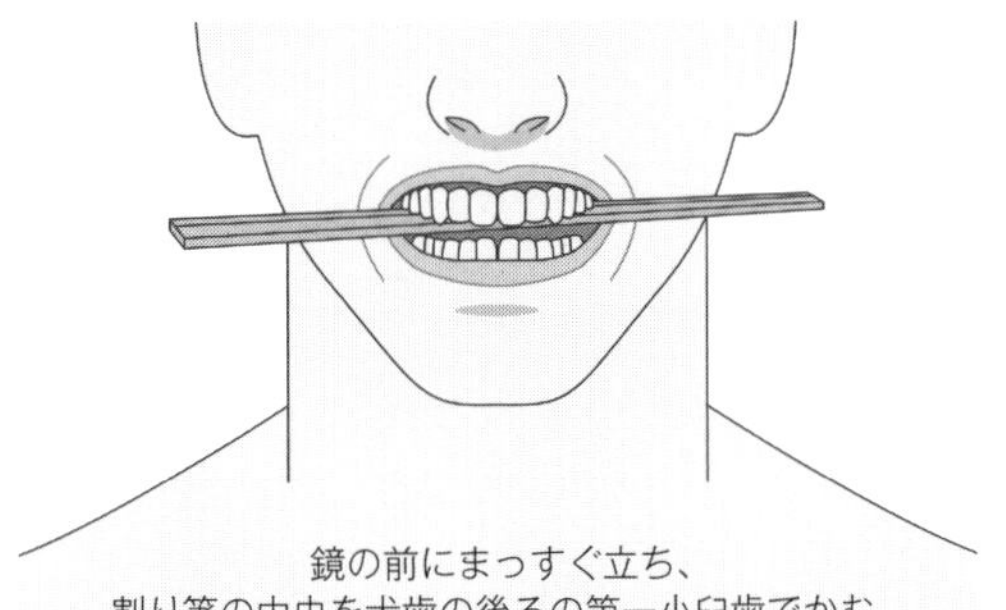

鏡の前にまっすぐ立ち、
割り箸の中央を犬歯の後ろの第一小臼歯でかむ。
割り箸が傾くなら、かみ合わせに問題がある。

狂わせることもあるので、鍼灸治療で痛みを和らげる必要があります。

そのため、私は歯科治療と鍼灸のコラボレーションが必要と考えております。また、歯のかみ合わせを生体に適合させるには、歯科のスプリント治療などから始まって本来の姿に戻す、顎位を考慮した抜かない歯列矯正も必要です。

マウスピースでただ歯並びだけをキレイにするだけでなく、かみ合せの矯正も必ず必要です。抜いたり削ったりする見た目だけの治療をすれば、全身のバランスが崩れてすぐに反応が出ることがあります。すぐに出なくても徐々に体調が悪くなり、病的反応へと悪化することもあります。

そうならないように、できるだけ不可逆的な治療は避けて時間をかけて慎重に歯を治療しましょう。「風が吹けば桶屋が儲かる」という言葉がありますが、歯1本のことで次々と体のバランスが崩れるのです。

その様子をシミュレーションしてみましょう（あくまでも一つの可能性です）。

姿勢が悪い生活習慣↓歯並びが崩れる↓虫歯もできる↓歯の治療↓かみ合せが崩れる↓顎位が崩れる↓不定愁訴が発症する↓徐々に全身に影響が出る↓病院に行く↓さまざまな検査をする↓原因は不明↓難病指定の病気になる↓さまざまな薬を投与される・または、手術をおこなう↓精神的にも崩れる↓鬱病などでメンタルクリニックへ……。

こうならないように、顎位を考慮した抜かず削らずキレイな歯並びで人生を豊かにしましょう！

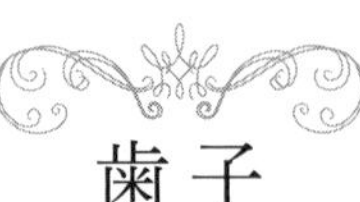

子どもの健全な発育と健康にも、歯並びは大きな意味がある

ここまでの話は、成人を念頭に置いたものです。子どもたちの健全な発育と健康にも、歯並びは大きな意味があります。

最初に子どもの歯が生えてくるのは、個人差はありますが、生後6〜7ヵ月頃です。最初の歯は、下あごの中央に生えてきます。

1歳4〜5ヵ月頃には、奥から2番目の歯が生えてきます。食べ物を嚙めるようになり、2歳6ヵ月頃に奥歯が生え、乳歯の歯並びとかみ合わせが完成します。

乳歯の歯並びには隙間のある場合が多いのですが、異常というわけではありません。これは、後から大人の歯（永久歯）が生えてくるためのスペースだからです。

子どもの歯並びの矯正は、2つに分かれています。

①第1期治療……乳歯と永久歯の混合期におこなう治療（ファースト治療）

②第2期治療……永久歯におこなう治療（普通の矯正治療）

子どもの歯は、いつか永久歯に生え変わります。

「生え変わるのなら、矯正は要らないんじゃないの？」

素朴に、こう思われる方もいるでしょう。

第1期の時期は、あごの骨がいちばん成長する時期です。永久歯が生えてくることに合わせ、歯並びが悪くなるケースも多く見受けられます。

将来の永久歯がキレイに生え揃うように、あごを適切な成長に導く治療をおこなう——。これが、予防的な第1期（ファースト）治療の目的です。

子どもの歯並び矯正は、あごの骨の成長にも関係してきます。成長期にある子どものうちに歯並びを矯正すると、かみ合わせが改善されます。モノを上手にかめるようにしたり、むし歯のリスクを低くすることができます。

いずれ、乳歯はすべて永久歯に生え変わります。そうすると、永久歯が生えてきたとき、歯が理想的な位置に生えてくることが期待できます。

永久歯は、もう生え変わりません。子どものうちから歯並びを矯正することは、お子さんの将来の口の健康にも予防的な役割があるのです。

第1期（ファースト）治療の終了後、歯並びやかみ合わせの状態とタイミングの良い時期に、第2期治療へ移行します。第2期治療では、永久歯の歯並びやかみ合わせを整える治療をおこないます。

お子さんの歯並びが気になるときは、早めに矯正歯科医に相談してみてください。

第3章

透明なマウスピース矯正には、うれしいメリットがいろいろある

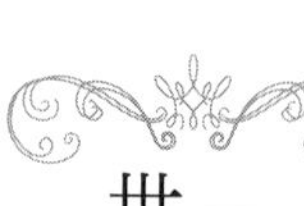

「マウスピース矯正」の患者さんの数は、世界で600万人を超える

ここまでの話で、良い歯並びと良いかみ合わせの重要性はわかっていただけたと思います。抜かない矯正は、その良い歯並びと良いかみ合わせを実現します。

抜かない、削らない、目立たない、痛くない……、さらに通院がラクなのです。前にもお話したように、これが現在の私の矯正法、「4ないプラス1」矯正です。

「抜かない、削らない」は、私の『抜かずに治す歯並び』です。「目立たない、痛くない」は、マウスピースとイオン療法、さらに光除痛加速装置で実現します。

マウスピース矯正では、透明な医療用プラスチックのマウスピースを使います。

このシステムは、矯正先進国であるアメリカで1998年に誕生しています。

開発したのは、アライン・テクノロジー社です。これまでの矯正治療とはアプローチがまったく異なり、斬新で革新的な矯正治療法と考えられます。

これを私は、不正咬合治療として、咬合原理にもとづいて抜かずに治す治療法の中に取り入れました。

目立つ、わかる……。ワイヤー矯正の最大のデメリットが解消された

マウスピースを使う前、私はすべて「マルチブラケット法（ワイヤー矯正）」を用いていました。

マルチブラケット法では、金属製のワイヤーやワイヤーを通すブラケットを用います。ブラケットは普通、上下の歯につけます。笑ったり、話したりすると、ブラケットやワイヤーが見えてしまいます。

ブラケットやワイヤーが見えないように、いろいろ工夫も重ねました。それでも限界がありました。

「ブラケットやワイヤーが見えるのは、どうもねぇ……」

従来の矯正治療では、〝人目〟で抵抗感を感じる方がかなりいました。この抵抗感から、矯正治療は受けたいけれど、なかなか踏み切れない方がいたことも事実です。

「矯正装置にそれほど抵抗はないけれど、仕事の関係で目立つのはどうも……」

接客業などの方には、この理由で及び腰になる方もいました。

その矯正の世界に、画期的な矯正が登場しました。それが「マウスピース矯正」です。

マウスピース矯正は、ワイヤーもブラケットも使いません。使うのは、医療用プラスチック（ポリウレタン）製のマウスピースです。

目立つことが、従来の矯正の最大のデメリットでした。

矯正装置のマウスピースは透明なうえ、とても薄くできています。そのため、〝目立つ〟という大きなデメリットがありません。周りの人に気づかれることもなく、口元を気にせず笑ったり、会話できたりします。

マウスピース矯正の一つであるインビザラインでも、抜歯したり、歯の横の部分を削ったりする歯科医師がいます。

歯科医師がしっかりとした知識と経験を有し、歯が乱れた不正咬合の成り立ちや原理を理解していないと、抜かずに削らずに治す矯正はむずかしいといえるでしょう。マウスピースも一つの道具であり、アメリカの美容歯科の視点でつくられた装置だという点を考慮し、しっかりと使いこなす必要があります。

ようは、どこを治療の到達点にするかという問題であり、歯科医師とよくコミュニケーションをとって見きわめなければなりません。

私は抜歯も、削ることもしない『抜かずに治す歯並び』を貫いています。インビザラインでも、培った『抜かずに治す歯並び』のノウハウを活かせるからです。

矯正を希望する患者さんにとり、これほどうれしいことはないと思います。

図表12　マウスピース矯正とワイヤー矯正の比較

マウスピース矯正

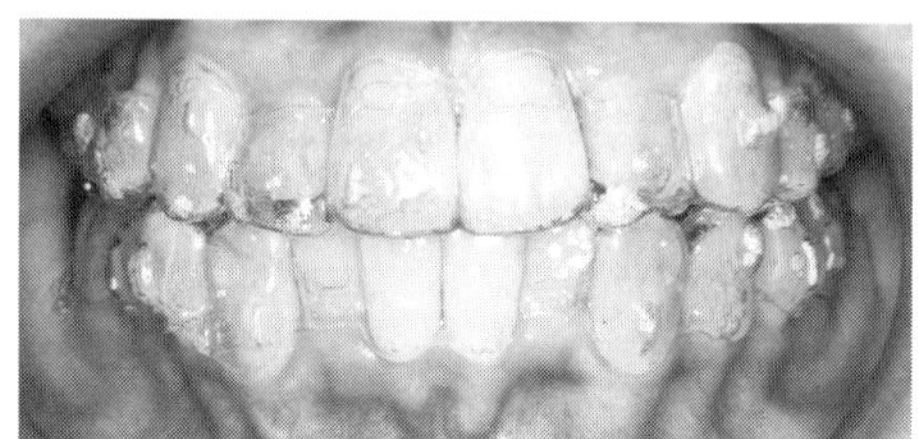

治療中でも器具が目立ちにくい

ワイヤー矯正

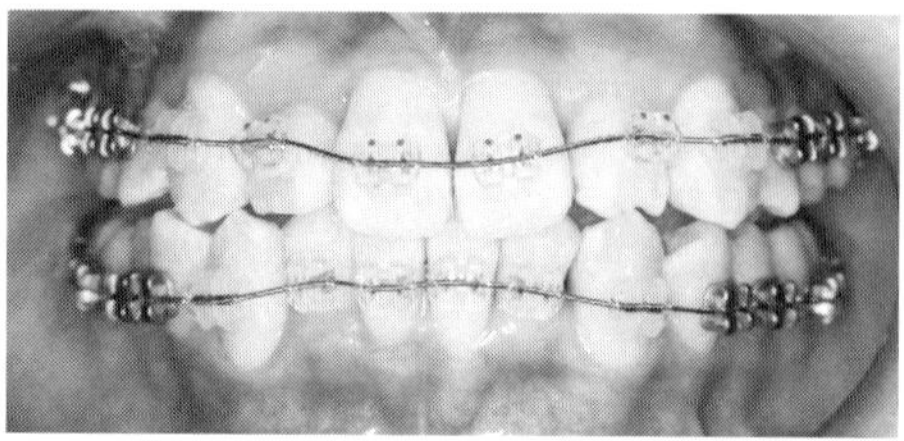

治療中、器具が目立ちやすい

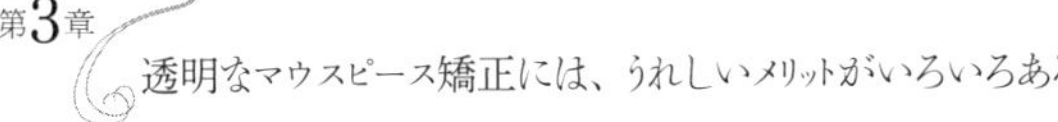

つけていると痛い……。ワイヤー矯正のこのデメリットも消えた

つけていると痛い……。

ワイヤー矯正では、ここも大きなデメリットでした。

「矯正治療は痛いと聞いています。痛いのはイヤなのですが……」

患者さんのなかには、最初にこう訴える方もいます。おそらく、友人から矯正治療は痛いという話を聞かされたのでしょう。

最初に痛みを〝苦痛〟と感じてしまえば、治療の放棄につながりかねません。治療中も痛みがあれば、続けることが難しくなります。

個人差はありますが、ワイヤー矯正では初めてブラケットをつけて12時間ほど後に痛みを感じます。上下の歯が当たるとき、痛みを感じるのです。

この痛みは歯根膜が炎症を起こすための痛みですが、1週間くらいでなくなります。それでも患者さんにとり、1週間続く痛みはかなり大きな負担になります。

いったんブラケットをつけたら、月に1～2回、ワイヤーの調整をおこなう必要もあります。このときにも、歯が浮くような痛みや不快感を覚えることがあります。

マウスピース矯正でも、マウスピースをつけたときや次のステージのマウスピースに交換した後などに、歯の圧痛を感じることがあります。その感じには個人差がありますが、通常の矯正装置での痛みとは違います。

「つけると多少窮屈な感じがしますが、痛いというほどではありませんでした。マウスピースは薄いため、口のなかの違和感や不快感もほとんどありませんでした」

感想をうかがうと、患者さんの返事はほぼこうです。

患者さんにとり、これは大きなメリットです。すぐ慣れますし、この〝多少は窮屈な感じ〟が歯を移動させる力になります。

しかしいまでは、イオン導入と光除痛加速装置により痛みもほとんどなく、以前の

図表13　マウスピース

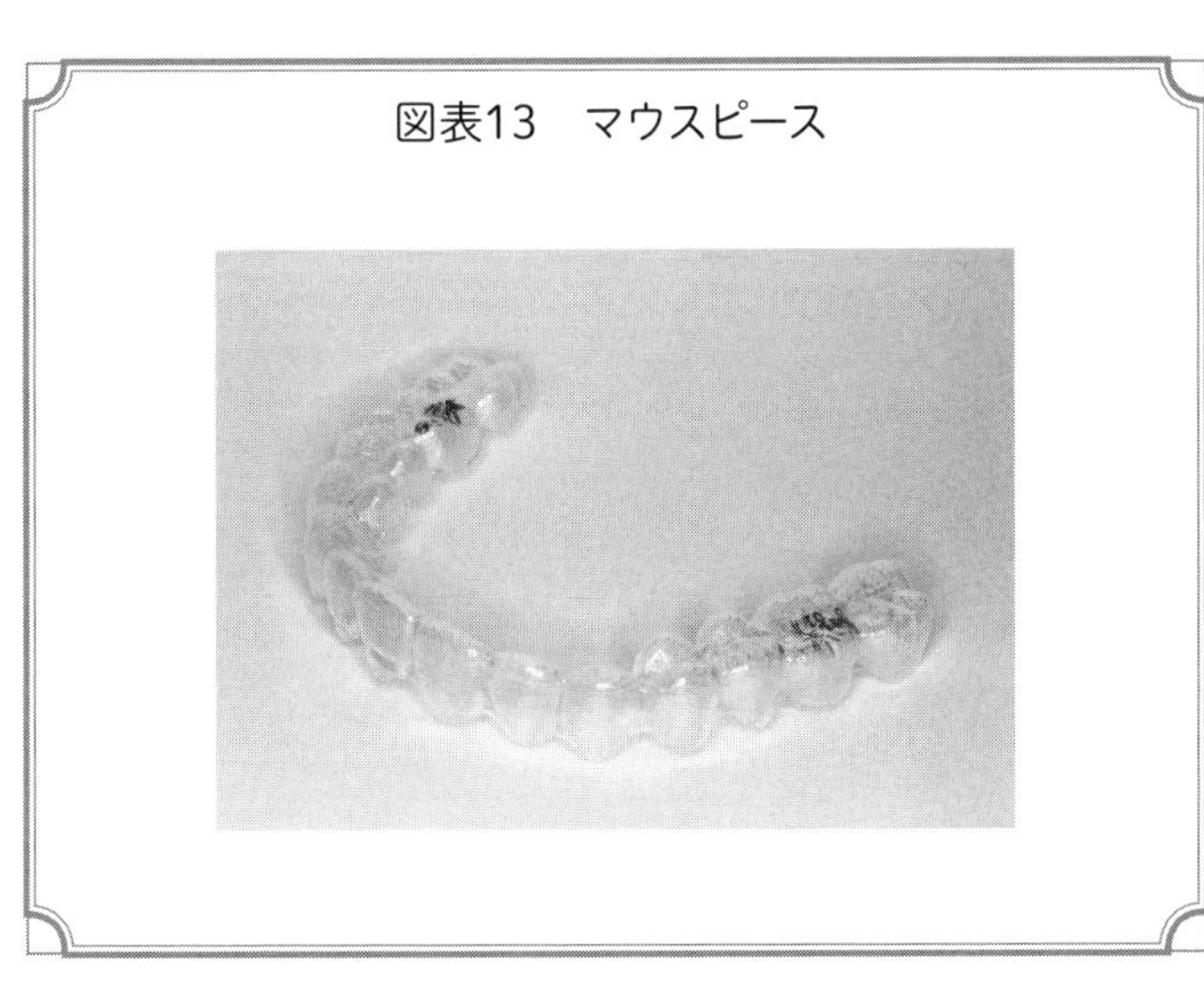

数倍のスピードで歯が移動できるようになりました。

マウスピース矯正では、なぜ痛みが少ないのでしょうか？

マウスピース矯正の一つであるインビザラインでは、1回のマウスピースで動かす歯の最大量はコンピュータで0・25ミリまでと決められています。

ここに、その秘密があります。

0・25ミリという量は、歯根（歯ぐきに隠れている歯の部分）と歯槽骨との隙間の歯根膜の厚さと同じ――。

0・25ミリという量にも、きちんと

した科学的根拠があるのです。

歯根膜は線維組織で、歯と骨をしっかり結びつけます。さらに、かむときに歯にかかる力をやわらげるクッションのような働きをしています。

マウスピースで1回に動く量は、歯根膜と同じ量の範囲です。そのため、患者さんの感じる痛みが非常に少ないのです。

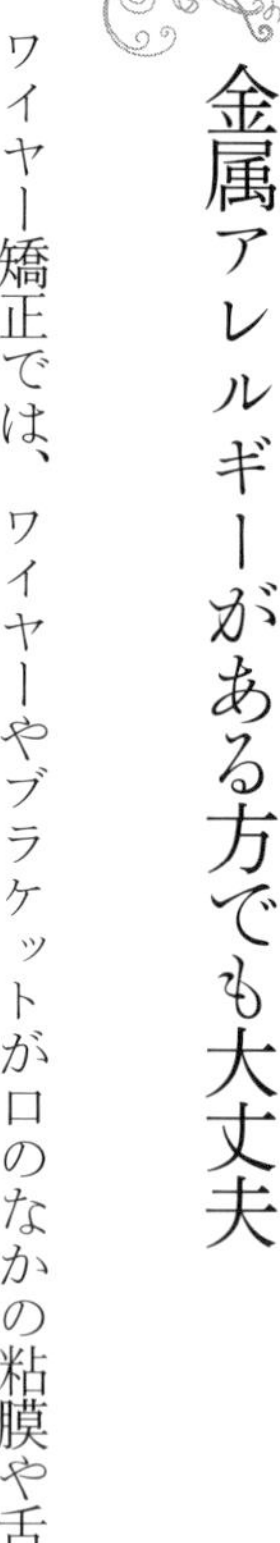

口内炎ができやすい方、金属アレルギーがある方でも大丈夫

ワイヤー矯正では、ワイヤーやブラケットが口のなかの粘膜や舌に当たります。そこから出血や腫れ、口内炎が生じることもありました。

口内炎は、口のなかに炎症が生じたものです。口内炎ができると痛みで食事ができず、歯も磨けません。とてもつらい思いをするものです。

プラスチック製のマウスピースを使うインビザラインなら、唇や口のなかの粘膜を傷つける心配はありません。口内炎もできにくくなります。口内炎ができやすい方でも、口内炎を心配することなく治療を続けることができます。

また、ワイヤー矯正では、チタン合金のワイヤーが多く使われています。チタン合金のワイヤーには、ニッケルやコバルトが合金材料として使われています。

金属アレルギーのある人にとっては、わずかな金属でも大問題になります。

一般的には、さびやすいニッケルやコバルトなどが金属アレルギーの原因になります。アレルギーを起こしにくいチタンでも、過敏な方はアレルギーを起こします。

そのため、金属アレルギーのある方は、矯正したくても、こうした合金を使うワイヤー矯正はできませんでした。

マウスピースは、医療用のプラスチック樹脂です。どこにも金属を用いていないため、金属アレルギーのある方でも安心して治療が受けられます。

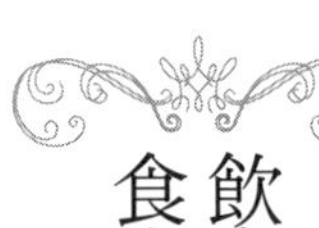

飲食の場合はマウスピースを外し、食事を存分に楽しめる

従来のワイヤー治療では、矯正装置が歯に固定されています。一度つけると治療が終わるまで外せないため、食べにくいモノや控えたほうが良い食べ物がありました。控えたほうが良い食べ物には、次のようなものがありました。

※お煎餅など……硬い食べ物は、装置の破損や変形の原因になる

※ガムやお餅など……こうした食べ物は装置にくっつきやすく、ブラケットが取れてしまう可能性がある

※カレーやコーヒー、ワインなど……色素の強い食べ物や飲み物は、装置のゴムに着色してしまうことがある

食事の際のこうした不便や細かな気遣いは、ストレスになります。

「マウスピース矯正では、食事はどうなるのですか？」

患者さんから、よくこう質問されます。

マウスピースは、患者さんが自分で簡単に取り外しできます。

食事の際はマウスピースを外し、自分の歯でいつも通りの食事を存分に楽しめます。

ガムやお餅などのくっつきやすいモノ、お煎餅など硬いモノを食べるときも外します。マウスピースの変形を防ぐためです。

飲み物の場合、水はそのまま飲んでもかまいませんが、熱い飲み物では外します。

熱い飲み物にマウスピースが触れると、変形してしまう可能性があるからです。

ワインやコーヒーなど、色素が強いものを飲むときも外します。透明なマウスピースに着色してしまうおそれがあるからです。

「ワイヤー矯正では、控えたほうが良い食べ物があった。マウスピースの矯正では、飲食の際に外さないといけない。ちょっと面倒……」

こう思われるかもしれませんが、ちょっと視点を変えてみてください。

わずかな手間でマウスピースを外しさえすれば、飲食に制限はない――。

どうでしょう、このほうが飲食のストレスははるかに小さいはずです。

モノを食べたり、飲んだりするときは、マウスピースを外す――。

簡単にこう考えればＯＫ！　それで、ワイヤー矯正では味わえない飲食の楽しみが制限なく享受できるのです。

外して歯磨きやフロスが簡単にでき、むし歯のリスクが減る

患者さん自身の手で取り外せるマウスピースには、まだまだメリットがあります。

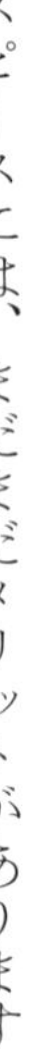

たとえば、治療中の歯磨きやフロスです。

ワイヤー治療中は、むし歯になりやすい……。

こんな話を聞いたことはあるでしょうか?

ワイヤー矯正の場合、治療中は取り外しができません。口のなかに装置があるため、キレイに隅々まで歯磨きがしにくいものです。また、フロスもなかなかうまく使えません。磨き残しがあったり、食べかすや歯垢が装置についてしまったりして、そこからむし歯になるリスクがあったのです。

歯と歯の接触面は狭く、歯ブラシが入りません。その狭い部分を掃除するためにつくられたのがデンタルフロスで、細いナイロン繊維をよってつくられた糸です。

マウスピースは、自由に取り外しができます。

歯磨きのときは取り外して普通にブラッシングでき、フロスも普通に使えます。口のなかを衛生的に保つことが簡単にでき、むし歯を防ぐことができます。

イベントや行事の時間は取り外し、終了後に再び装着すればＯＫ

知人や会社のパーティ、母校の同窓会やクラス会、子どもの父母会、冠婚葬祭……。

出席したいイベント、あるいは出席しなければならないいろいろなイベントや行事があります。交友関係の広い方ほど、こうしたお付き合いの場は多いものです。

「出席したいけど、ワイヤー矯正で目立ってしまう……」

こんな心配から、ワイヤー矯正の場合は出席がためらわれませんか？

治療中であることがわかってもかまわない方なら、気にしないかもしれません。

「でも、わからないのであれば、もっとありがたい」

そこは人間の心理で、ほとんどの方はこう思うはずです。

マウスピースは透明なため、つけていても目立ちません。治療中であることがハッキリわかってしまう従来の矯正装置と違い、つけてイベントなどに出席しても目立ちません。

それでも気になる方は、イベントや行事の時間中は取り外せばOKです。マウスピースは、取り外しが簡単にできます。

出席中はマウスピースを取り外し、終了後に再び装着する——。

このひと手間をかければ、気にする必要はまったくなくなります。

わずかな時間であれば、マウスピースを外してもそれほど大きな影響はありません。後はなるべく装着の時間を増やし、その時間を取り戻せば良いのです。

イベントのなかには、食事や飲み物が出るものもあります。そのことがわかっていれば、あらかじめ外しておいてください。

連日のように、食事や飲み物つきのイベントが続く方はまずいません。そうした時間くらいなら、外しておいても問題はありません。

ワイヤーやブラケットを使用しないため、装置の脱落で困ることがない

ワイヤー矯正では、ブラケットが脱落するなどのトラブルの心配があります。これは緊急事態です。すぐ主治医のところで、処置してもらわなければなりません。ブラケットが脱落したまま放置すると、どうなるでしょうか？

その歯だけが取り残され、他の歯が動いていってしまうこともあります。そうなると治療計画が大きく狂い、治療をやり直さなければならないケースも生じます。

マウスピース矯正では、ワイヤーもブラケットも使いません。マウスピースを歯にかぶせるため、ブラケットの脱落などの心配がありません。

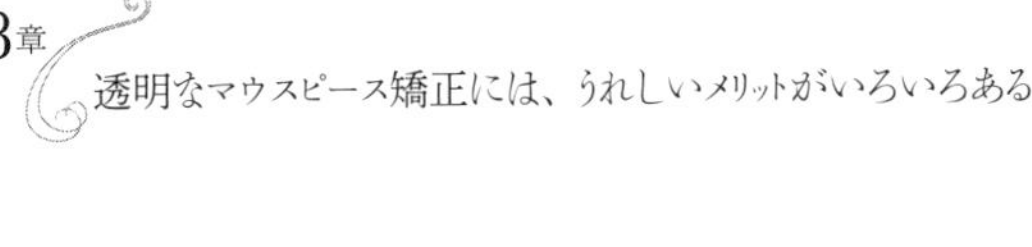

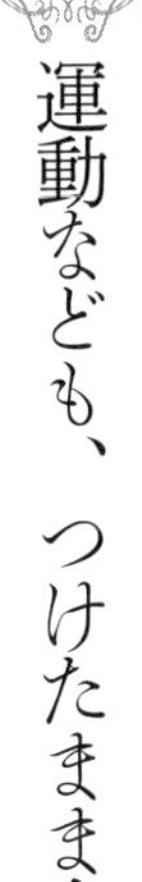

運動なども、つけたまま全力で楽しめる

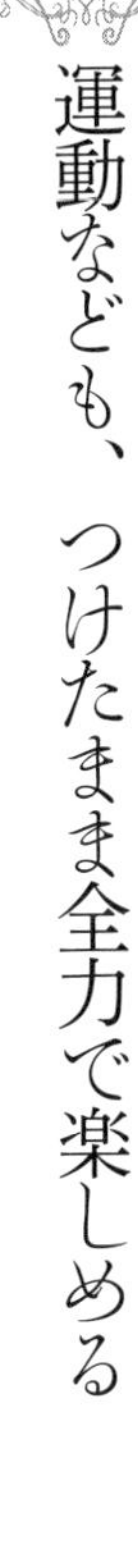

多くの方が健康のため、あるいは趣味のため、いろいろなスポーツや運動をおこなっています。

スポーツや運動をする際、ワイヤー矯正では、口のなかの装置が邪魔になることがあります。口のなかの粘膜に装置が当たると、痛い思いもします。しかし、ワイヤー矯正中、装置は取り外しができません。

マウスピースをつけていても、やりたいことを我慢する必要はありません。スポーツも、全力で思い切り楽しめます。

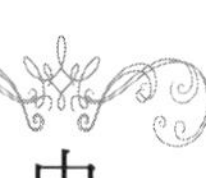

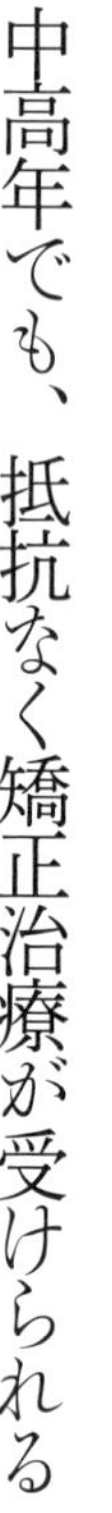

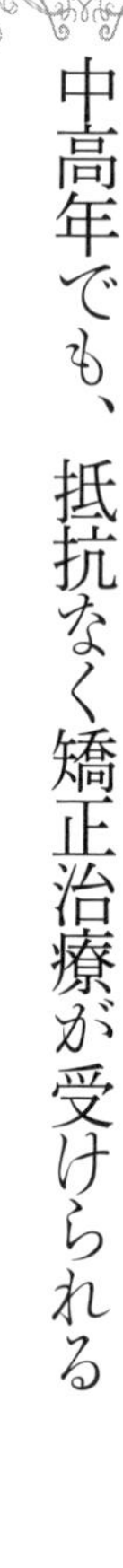

中高年でも、抵抗なく矯正治療が受けられる

当初、マウスピース矯正は成人のために開発された矯正治療法でした。いまは小学生から中高年まで、幅広い年代層の人がマウスピース矯正なら受けることができます。

一般的に、歯を支えるあごの骨が健康なうちの治療が理想とされています。おおよその年齢は50歳くらいになりますが、この年齢をすぎてもできないわけではありません。

「歳をとっていると、矯正治療は無理なんですか？」

中高年の方から、よくこの質問を受けます。

70歳をすぎても、矯正治療をおこなう方もおられます。骨と歯槽骨とその間にある歯根膜がしっかり残っていれば、マウスピースでも治療はできます。

「孫から、『歯並びが悪いから』と嫌われてしまいました。〝お化け〟とも言われます」

70歳を超えた男性の訴えです。

「キレイに矯正した結果、孫がよくなつくようになりました」

しばらくして、こぼれんばかりの笑顔でこう報告してくれました。

「ワイヤー矯正も、年齢にかかわらず受けられるでしょう。同じじゃないの？」

こう反論されそうですが、若い世代でも、治療中に〝見える〟ことがワイヤー矯正の問題でした。中高年では、さらにその傾向が強いのです。

「いまから矯正？　矯正って若い子がやるもんじゃないの？」

ワイヤー矯正だと、目立つためにこう言われがちです。そう言われるのがイヤで、矯正を受けたくても受けなかった方は少なくないと思います。

マウスピースなら、矯正中でも〝目立たない〟。精度の高いマウスピースで、正確な矯正が受けられる――。

若い世代でマウスピース矯正がウケるのも、この2点が大きな要素です。

中高年で矯正を考える方でも、この2点は大きな魅力になります。マウスピース矯正は、中高年にも打ってつけの矯正法だという感じを強くしています。

成長期の子どもさんより、歯の動くスピードが若干遅い……。

成人と子どもさんのケースを比較すると、この程度の違いしかありません。

治療期間は患者さんの歯の状態や治療計画によって異なりますが、ワイヤー矯正と比べると、多少時間がかかります。

ただし、マウスピース矯正単独では、矯正が難しいケースはあります。たとえば、あごの骨に不正咬合の大きな原因があるような場合です。その状態は患者さんによって異なりますので、相談したうえで判断させていただいています。

前にも書きましたが、当初、インビザラインは成人のために開発されました。永久歯が生えそろった状態での活用が想定されていたのです。最近では、小学生からマウスピース治療ができるようになりました。

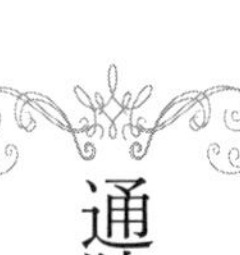

通院が2～4ヵ月に一度のため、時間的な制約が少ない

ワイヤー矯正では、歯の移動のチェックや装置の調整をおこなうため、1ヵ月に一度～二度の通院が必要でした。学生さんならまだしも、本当に忙しい社会人には通院が負担になったものです。

マウスピース矯正の診察は、基本的に2～4ヵ月に一度です。忙しい社会人でも、これくらいの通院期間があけば時間のやりくりはつくはずです。

「ワイヤーを使う矯正ならやらないけど、目立たないマウスピースならやっても良い。それに2ヵ月に一度の上京なら、負担にならない」

遠隔地から来院され、マウスピース治療を選ばれた患者さんの声です。

治療期間は、患者さんの歯の状態によって異なってきます。平均的な治療期間は2～3年で、従来の矯正治療とほとんど変わりませんが、難易度が高いとやや遅くなる傾向はあります。

歯を移動させる量が少ないケースなら、数ヵ月で終わることもあります。複雑なケースほど時間がかかることはおわかりいただけると思いますが、そうしたケースでは3年以上かかることもあります。

第 4 章

「未来の欲しい歯並び」を３Ｄで確認、その歯並びを実現する

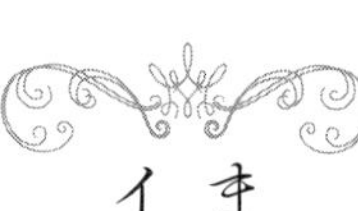

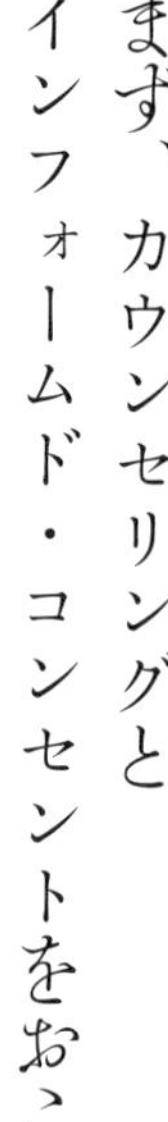

まず、カウンセリングと
インフォームド・コンセントをおこなう

この章では、目立たないマウスピースによる矯正治療の流れをお話しします。

マウスピースによる治療は、〝あなたの欲しい笑顔〟を手に入れることができます。

患者さん一人ひとりの歯並びに合わせ、あなただけのオーダーメイドのマウスピースをつくる――。

その秘密こそ、ここにあります。

マウスピースによる矯正でも、スタートは従来の矯正治療と同じです。

まず、カウンセリングです。私は、カウンセリングを重視しています。

矯正治療を受けようとする患者さんは、歯並びでいろいろな悩みを抱えています。

矯正そのものへの不安もあるでしょう。

どんな悩みや不安があるのか、なぜ、矯正治療を希望するのか、どういう歯並びを希望するのか……。

カウンセリングでは、こうしたことをうかがいます。かみ合わせの状態や体調などについても、細かく確認していきます。

その後、マウスピースの矯正につき、「インフォームド・コンセント」をおこないます。

治療内容について十分な説明をし、患者さんが納得して同意する——。

これが、インフォームド・コンセントです。期待する治療効果を実現するために、カウンセリング同様、私はこのインフォームド・コンセントをとても大切にしています。

他の矯正治療でも同じですが、マウスピースでもそれなりの治療期間は必要です。治療の成否は、その間の患者さんの努力とご家族の協力に負うところが大きいからです。

インフォームド・コンセントでは、マウスピースの矯正がどういうものかについて、写真やコンピュータなどを用いて説明します。注意事項、メリット、デメリット、治療期間なども説明します。

「より良い治療と結果のためには、患者さん本人とご家族がしっかりと勉強することが大切です。患者さんが努力することはもちろん、ご家族が協力してくださることで成り立ちます。矯正を始める前に、矯正に関して理解していただくことが必要です」

カウンセリングやインフォームド・コンセントで、私はいつもこういっています。

治療前に、不安を解消することは大切です。不安が解消されないまま治療が進むと、あとあとのトラブルにつながりかねないかです。

ゆえに多くの情報を提供するため、インフォームド・コンセントは長くなりがちです。

「より良い治療のために、ちょっとだけ我慢して聞いてください」

患者さんには、こうお願いしています。

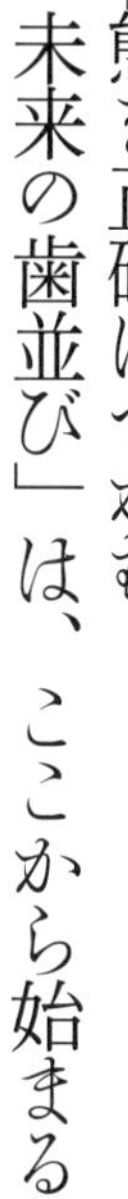

いまの状態を正確につかむ――。「欲しい未来の歯並び」は、ここから始まる

インフォームド・コンセントでマウスピースによる治療を希望されれば、精密検査に進みます。

健康な歯を抜かない・削らない、矯正用インプラント（釘）も打たない、手を抜かない・気を抜かない――。

私はこの『抜かずに治す歯並び』を提唱し、実践してきました。マウスピース治療でも、ここは貫きます。

抜かない治療のために、口のなかのいまの状況を正確に、詳しくつかむ――。

精密検査は、このためにおこないます。口のなかの検査の他に、顔や口のなかの写真撮影もおこないます。

図表14　デジタルスキャナー

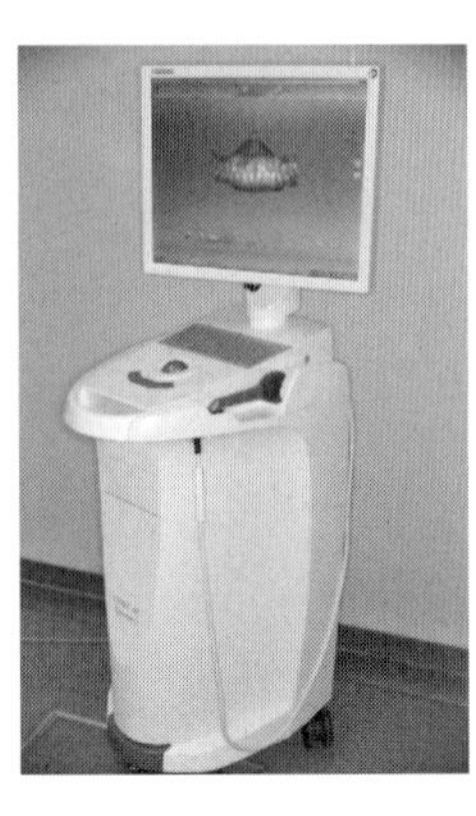

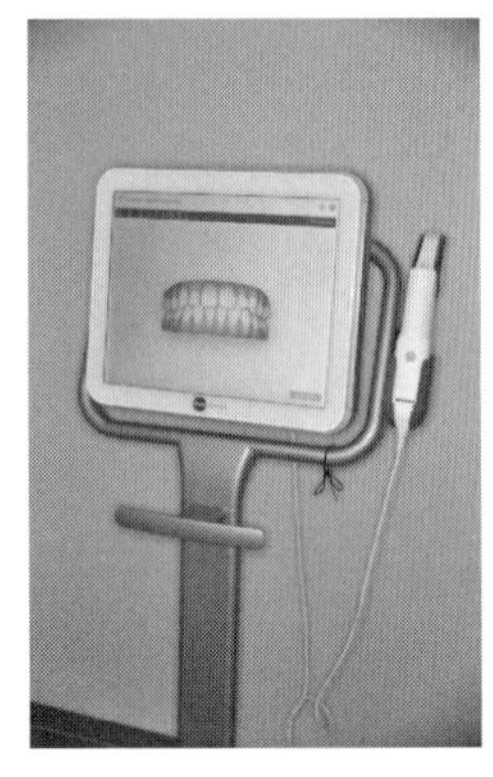

当院では、検査にデジタル方式のスキャナーを導入しています。

時間は、上下両方のあごで10分ほど（片方が5分ほど）です。スキャナーを用いると、早く簡単に歯と歯並びの状態が立体的に正確に把握できます。

①歯型を取るとき、材料独特のイヤな感触がつきまとわない（患者さんの負担が減る）

②歯科医師の技術も関係するが、歯型ではいまの状態を正確につかめない

③シリコンの変形や石膏模型の変形がなく、精密なマウスピースをつくる

ことができる

④つい先ほどスキャンした口のなかの情報を、クリニックにあるパソコンで見ることができる

デジタルのスキャナーを使うと、こうしたメリットがあります。

治療開始から最終ゴールまで、3D画像で歯の移動をシミュレーションする

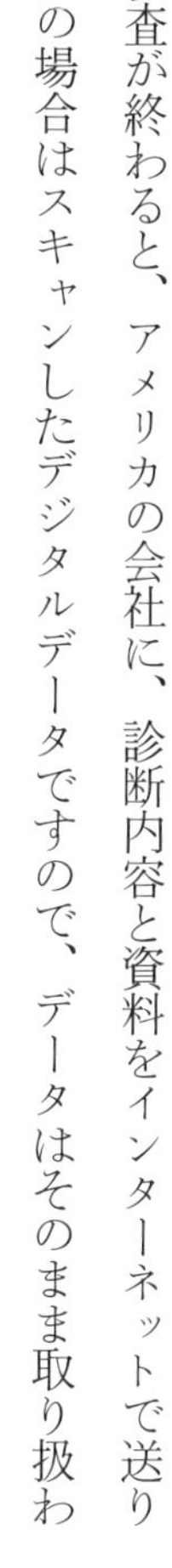

精密検査が終わると、アメリカの会社に、診断内容と資料をインターネットで送ります。私の場合はスキャンしたデジタルデータですので、データはそのまま取り扱われます。

アメリカでは、送られてきたデータから、コンピュータで上下の歯並びを精密に再

現した3D画像をつくります。この画像では、現在のかみ合わせ状態も再現されます。最近は、「3D」という言葉も一般的になりました。3Dというのは、「3次元」とか「立体的空間」という意味です。

その後、1本ずつの歯の移動シミュレーション画像がつくられます。シミュレーションは「予測」という意味で、歯の1本1本につき、コンピュータで治療開始から最終ゴールまでの歯の移動についておこなわれます。

このシミュレーションプログラムは、「クリンチェック」と呼ばれます。

治療開始から最終ゴールまでの3D画像は、ネット経由で、同社から私のところに送られてきます。最初のデータを送ってから、数日ほどです。

矯正とは「歯並びを本来の健康な姿に戻す」ことですので、治療方針を決めるためにはCTレントゲンやセファァロレントゲン、パノラマレントゲンなどが必要不可欠です。ですがマウスピース矯正の一つであるインビザラインでは歯の整列のみが重要視されているため、最初は歯型と顔、口腔内写真のみで現実離れした設計がされます。

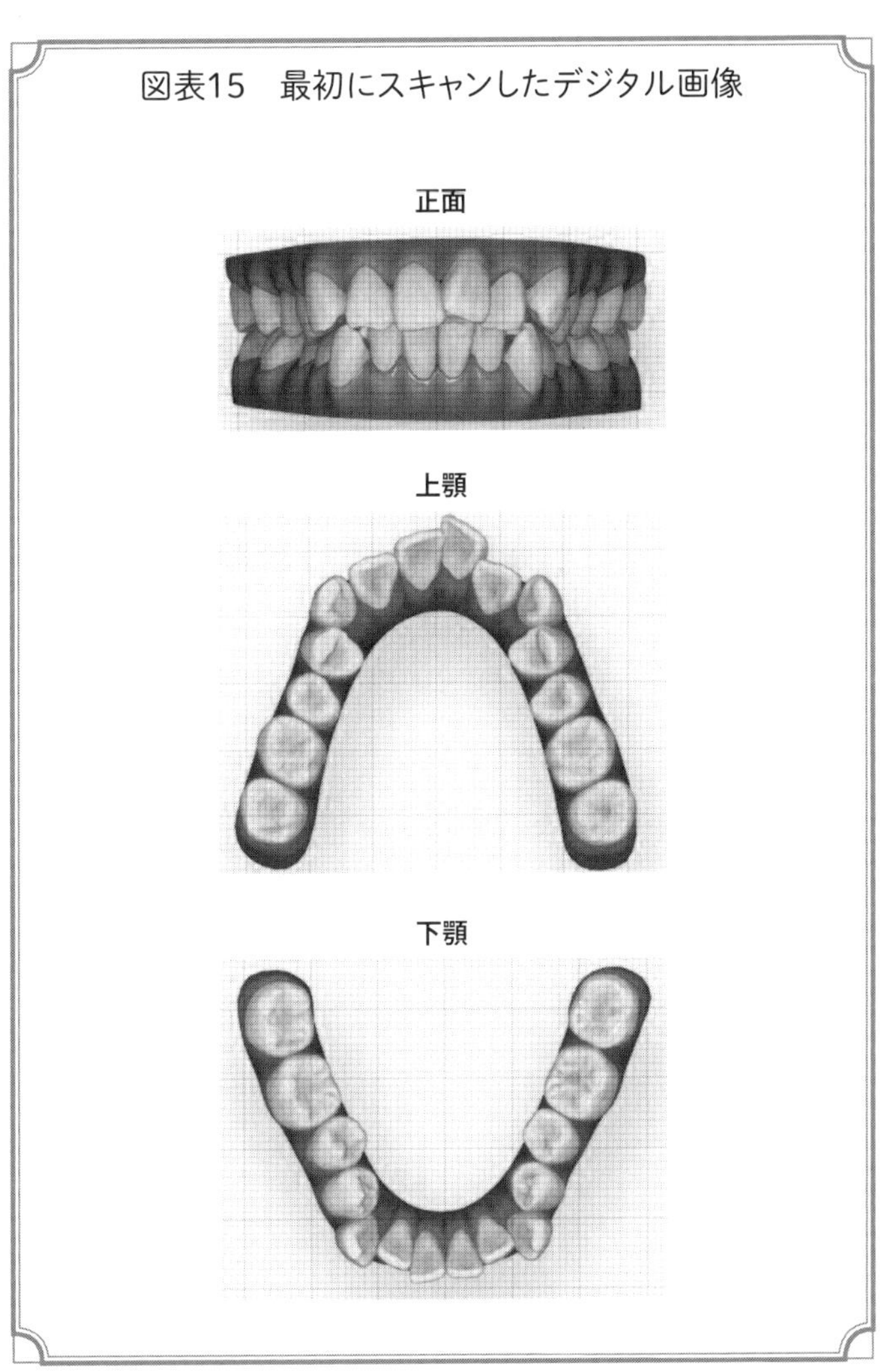
図表15　最初にスキャンしたデジタル画像
正面
上顎
下顎

この設計は、見た目的にはいかにもキレイに動くようにできていますが、歯科医師ではないスタッフがＡＩを使って整えた移動シミュレーションなので、正確性がありません。そのままではかみ合わせが異常になるので、ここからが長年の矯正経験と実技に基づき、精密検査のデータと照らし合わせて、すべてのシミュレーションを再構築しなければなりません。何度かやり取りをして、ようやく設計が完成するのです。

この３Ｄ画像を基礎に、マウスピースがつくられます。

マウスピース１枚で、歯を０・25ミリずつ動かす――。

マウスピースを使うことで微妙な矯正が可能になります。

微調整は、人の手ではとうていできません。３Ｄ画像による治療計画に沿い、歯科用ＣＡＤ／ＣＡＭ（コンピュータによる設計・製造システム）で非常に精度の高いマウスピースがつくられます。

「マウスピースは、コンピュータでつくるわけでしょ？　マウスピース矯正の一つであるマウスピースをやっている歯科医院なら、どこで治療を受けても同じなの？」

ここまでの話で、こう思われた方もいるでしょう。これで治療の準備が整い、すぐマウスピースがつくられるかというと、そうはいきません。

アメリカから送られてくる3D画像は、現在からおおよその治療ゴールまでの歯の移動モデルです。この〝おおよそ〟というところに注目です。

実は、以前にも書きましたが、ここからがとくに重要で、本当の矯正術かどうかの腕の見せどころなのです。

微妙な修正には、ワイヤー矯正の技術と経験・実績が求められる

コンピュータによるシミュレーションシステムは、あくまで歯科医師をサポートするものです。歯科医師が微調整を加え、より患者さんに適した治療計画に修正します。

このときCTレントゲン、セファロ、パノラマ、顎機能検査、波動診断機、良導絡等の西洋プラス東洋医学的検査を駆使して全身の状態を把握しているかどうかで、歯科医師のワイヤー矯正の技術と経験の差が出てくるのです。

コンピュータでつくられる歯の移動モデルは、単なる力学的な見地からのものです。その基礎には、過去の膨大なデータの積み重ねがあります。ただし、それだけでは思ったように動かないケースもあります。

たとえば、歯をある方向に動かすと反作用が起こります。この反作用も、考慮に入れなければなりません。

また、キレイな歯並びにするとき、個人差という要素を抜きにはできません。歯とあごの大きさには個人差があり、口の周りの筋肉の運動もからんできます。

たとえば、奥歯の大きい人と小さい人では、歯の並び方のカーブが異なります。奥歯のかみ合わせの微妙な関係で、前歯の傾きも微妙に違ってきます。

良い歯並びのためには、歯のアーチを少し広げたほうが良い場合もあります。ある

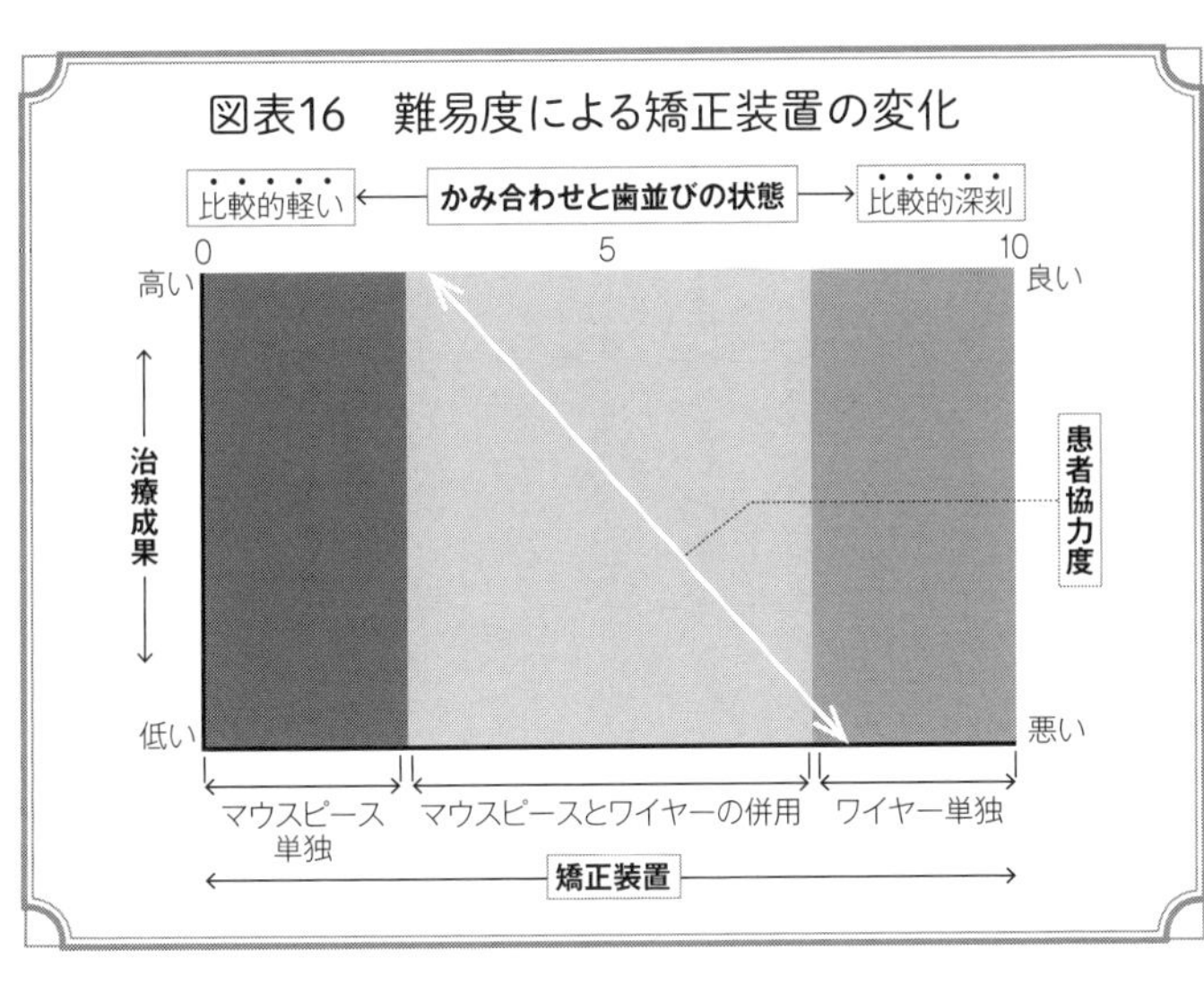

1本の歯を、特別に動かしたい場合もあります。こうしたことまで、コンピュータがやってくれるわけではありません。

どこをどう触れば、より目標の歯並びになるか……。

そこで、ワイヤーによる〝生きた治療経験〟が生きてくるのです。その微調整が、マウスピースに反映されます。マウスピースの精度を上げ、より治療の効果を高めることにつながります。

過去にワイヤーを使った矯正経験が

かなりないと、この作業はできません。患者さんに喜んでもらえる矯正のためには、この作業がとても重要なのです。

未熟な歯科医師では、この微調整ができません。できることといえば、シミュレーション結果をう呑みにすることしかありません。

ワイヤー矯正の経験が頭のなかにきちんと整理され、自分のものになっていることが重要です。

コンピュータによる治療でも、ここはとても重要なポイントになります。

送られてきた3D画像を、CTレントゲン、セファロ、パノラマ等で確認して、私はいろいろな方向から動画として確認します。これまでの経験から、歯の動き方やかみ合わせに変更が必要と判断した場合、必要な修正を指示します。

修正されたシミュレーション画像は再び私のもとに送られ、画像上で確認します。この修正は、歯科医師が納得するまで何度でもおこないます。

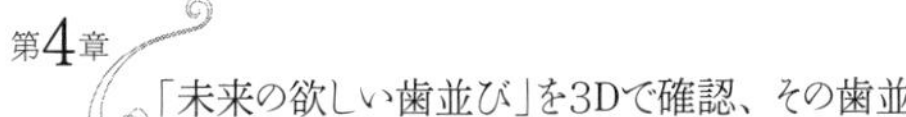

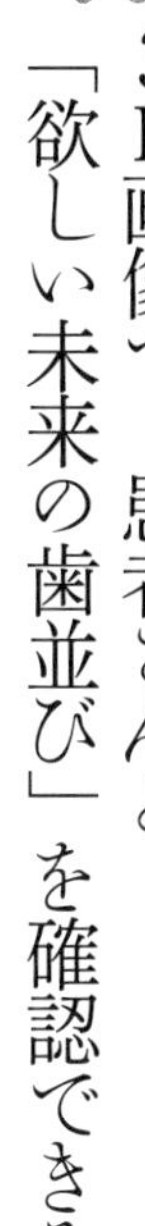

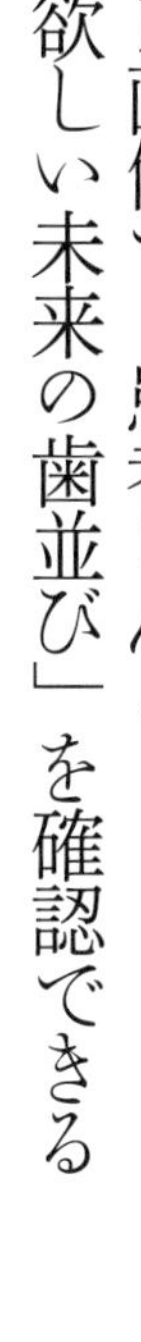

3D画像で、患者さんと「欲しい未来の歯並び」を確認できる

マウスピース矯正は、次々とシステムに改良が重ねられています。そのたびに、3Dシミュレーションの精度も向上し、歯の移動方式や治療ゴールの質も高くなっています。理想の歯並びに必要な修正を加え、治療経過と治療のゴールが確定します。

患者さんに来院してもらい、シミュレーションの結果を3D動画で確認しながら、患者さんに説明します。

1ヵ月後の治療効果はどれくらいか、2ヵ月後はどうか、最終的にはどんな歯並びやかみ合わせになるか……。

マウスピースをつけてからの上顎と下顎の歯の動き方、歯並びの変化を、時間的な経過を追いながら、パソコンの画面で自分の目で確認できます。

図表17　シミュレーション画像

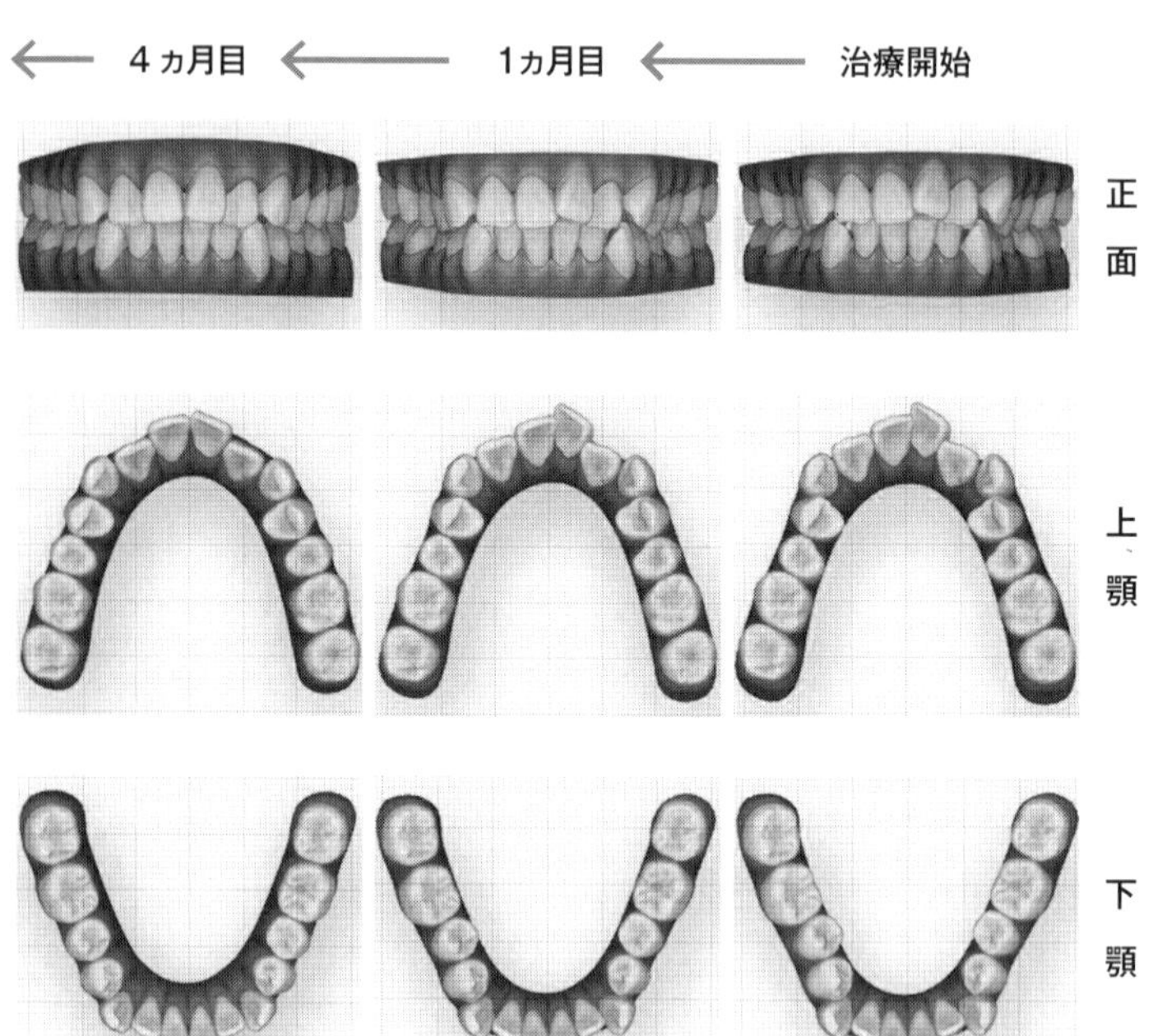

※ある患者さんの実際のシミュレーションです。

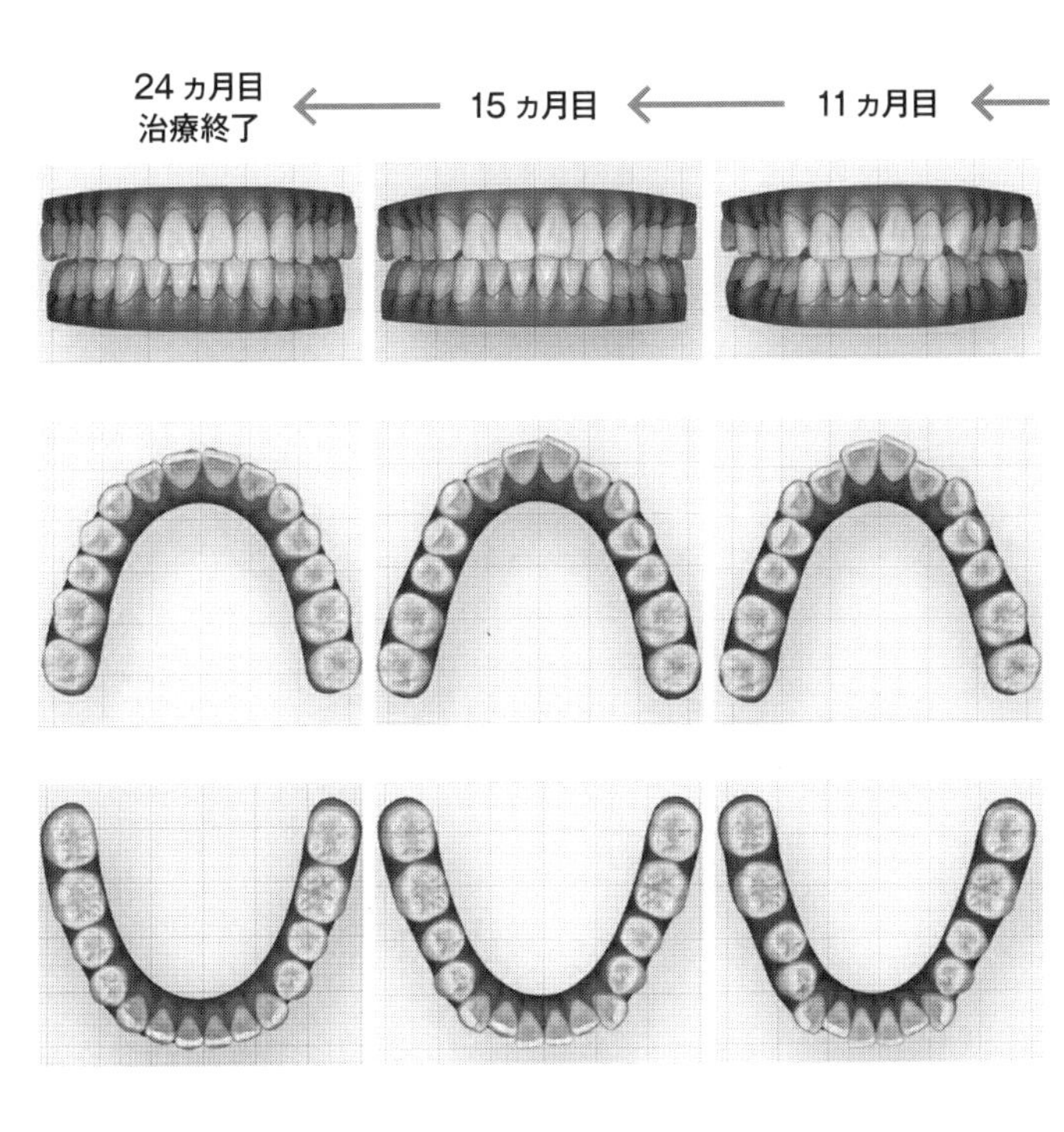
24ヵ月目
治療終了
15ヵ月目
11ヵ月目

歯の動き方と、「未来の欲しい歯並び」が目で確認できる――。

いまの話は、こう表現することができます。

「へぇ〜、この歯がこう動いて、最終的にこのキレイな歯並びになるんだ！」

自分のシミュレーション画像を見た患者さんは、みなさん一様に驚かれます。治療の進み方をあらかじめ知ることは、治療中の不安を軽減してくれることにもつながります。

患者さんの同意を得て、治療計画の最終決定をします。

治療のためのマウスピースについても、製造メーカーに承認の指示を出します。こうしたステップを踏んで初めて、その患者さんに合ったマウスピースがつくられることになります。

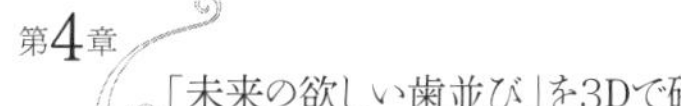

透明なマウスピースを毎日つけ、「キレイな歯並び」への第一歩が始まる

たとえば私のクリニックにマウスピースが届くのは、最終的な治療計画の打ち合わせが終わってから2週間程度です。

これからが、いよいよ本格的な矯正のスタートです。

マウスピースが到着すると、実際にマウスピースをつけてもらいます。マウスピースは食事や歯磨きなどでは外しますので、着脱に困らないようにしっかり練習します。マウスピースは口のなかに入れるものですので、清潔に保ちたいものです。洗浄などの手入れ法についても、口のなかを清潔に保つためのケアの指導もおこないます。その他、治療中の注意事項や取り扱いについて、患者さんに説明をします。

1枚のマウスピースで、設計により歯は0・1〜0・25ミリずつ動きます。

歯を動かしたあと、骨ができるのを待たなければなりませんので、矯正治療にはどうしてもある程度の時間がかかります。

マウスピースは、毎日つける――。

治療を成功させ、キレイな歯並びを実現する第1のポイントです。

1日につける時間の目安としては、1日20時間以上が目安となっています。有効に歯並びを整えるために、その時間は守っていただきます。

食事や歯磨きのときには外す――。

外す時間については、こう考えていただいたほうが良い結果に結びつきます。

それだけの時間をつけていても、透明のマウスピースは目立ちません。日常生活で人目が気になったり、ストレスを感じたりすることはまずないと思います。

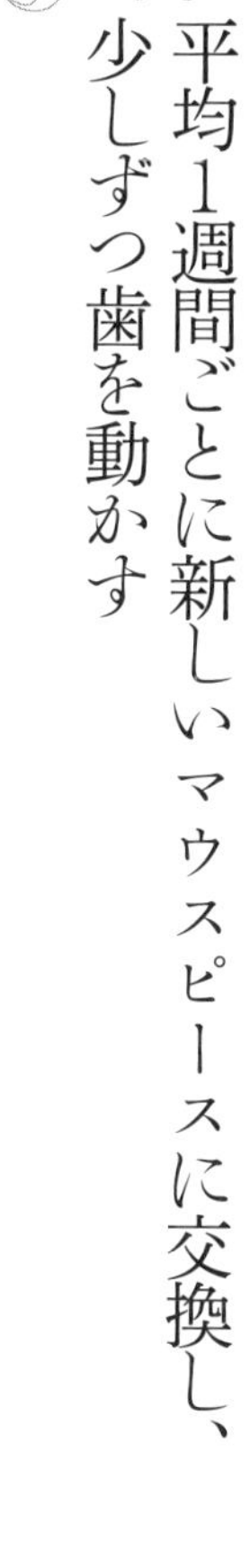

平均1週間ごとに新しいマウスピースに交換し、少しずつ歯を動かす

全体矯正の場合、ある会社のマウスピースは1回1セット最大99ステージ（99枚）まで可能です。繰り返しますが、このステージは患者さんの状態と最終ゴールの設定によって異なってきます。

治療ステージの進行に合わせ、新しいマウスピースに交換していきます。

マウスピースは1日20時間つけて、平均で1週間ごとに新しいものに交換することになっています。

最近は、イオン装置や光加速装置を使って、4日ごとの交換をおすすめしています。交換を1日20時間つけて4日ごとにすると、治療期間が短縮されます。

「良い治療結果のために、計画通りの治療のために、患者さんの自己管理が大事です」

患者さんに、いつも私がお願いしていることです。

なぜかというと、マウスピースつけ忘れたり、つける時間が短かったりすると、治療が中途半端な状態になります。計画通りに治療が進まなくなり、結果として、治療期間が延びてしまったりすることもあるからです。

また、自分で取り外しができるため、サボろうと思えばサボることもできます。サボっていると、いまお話したことと同じ状態になります。本来得られるはずの矯正のメリットが十分に得られなかったり、治療期間が延びることにつながったりしてしまいます。

だから、患者さんの自己管理が大事になります。治療を受けられるのであれば、ここはぜひ胸に刻んでいただきたいポイントです。

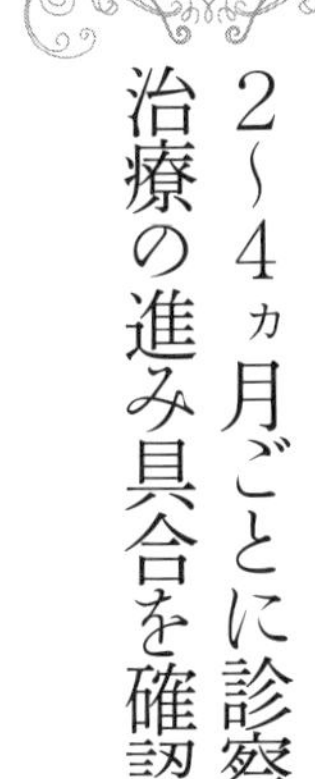
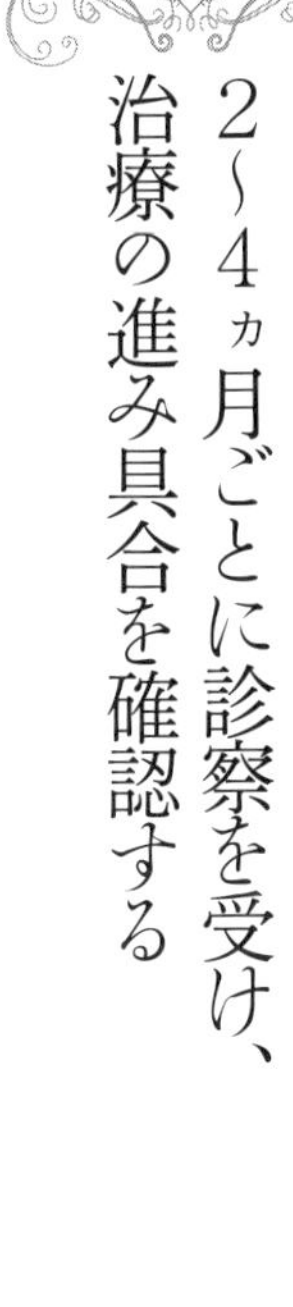

2～4ヵ月ごとに診察を受け、治療の進み具合を確認する

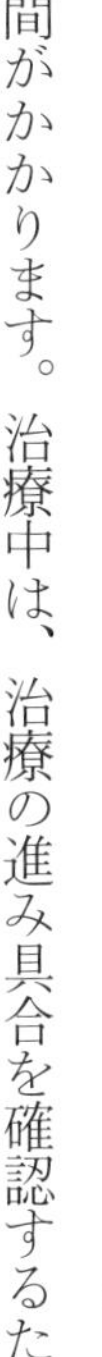
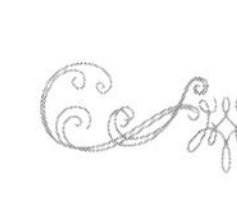

矯正治療には、一定の時間がかかります。治療中は、治療の進み具合を確認するため、通院が必要になります。

決められた日に必要な診察を受け、治療の進み具合を確認する――。

矯正を成功させる第3のポイントです。

一般的に、通院は2～4ヵ月に一度が基本です。

ただ口のなかの状態は、患者さん一人ひとりで違います。治療のゴールも異なるため、患者さんによって通院回数やタイミングは違ってきます。治療を開始する前に、通院のタイミングについては相談します。

歯が、シミュレーション通りに動いているか……。

治療中の通院では、歯の移動を修正したシミュレーションと比較します。

最初に治療計画をしっかり立てていれば、歯の移動をチェックするだけで終わります。その確認とともに、口のなかの衛生状態もチェックします。

もし、何らかの理由で移動の遅れがあったり、コントロールが十分でないと判断された場合、微調整が必要になるケースも出てきます。途中で、0・1ミリ単位の矯正が求められるケースもあります。

そうした場合、再度、口のなかをスキャンし、新しいマウスピースを発注します。

光除痛加速装置を使えば痛みもやわらぎ、歯の矯正も速くなる

私は患者さんの状態によって、口腔内専用の光除痛加速矯正用の装置を使います。

専門的な解説はあとにして結論だけ先に紹介しますと、ある実験では歯の移動率が速くなったことでマウスピースの装着時間が6割以上も短縮されました。さらに一日10分ほどの使用でマウスピースの交換頻度が3分の1も下げたという実験結果もあります。

その仕組みは、850ミリの近赤外線である光レーザーを照射して私たちの細胞の中のミトコンドリアの代謝を向上させることにあります。ミトコンドリアには光を吸収する酵素と化合物が存在しており、これがATPを生成します。ATPとは簡単にいえば細胞内のエネルギーのことです。

つまり光を照射する装置を使用することで、ミトコンドリアは細胞のエネルギーをつくり出し、細胞活性が増加し、さらに一酸化窒素を生成して血流を増やして破骨細胞の活動を促すというわけです。

試験管での実験では、歯の移動率が平均して3・3倍速くなったという報告もあるほどです。さらに光除痛加速装置は、歯槽骨の骨代謝を活性化することにより、活性

図表18　光除痛加速装置

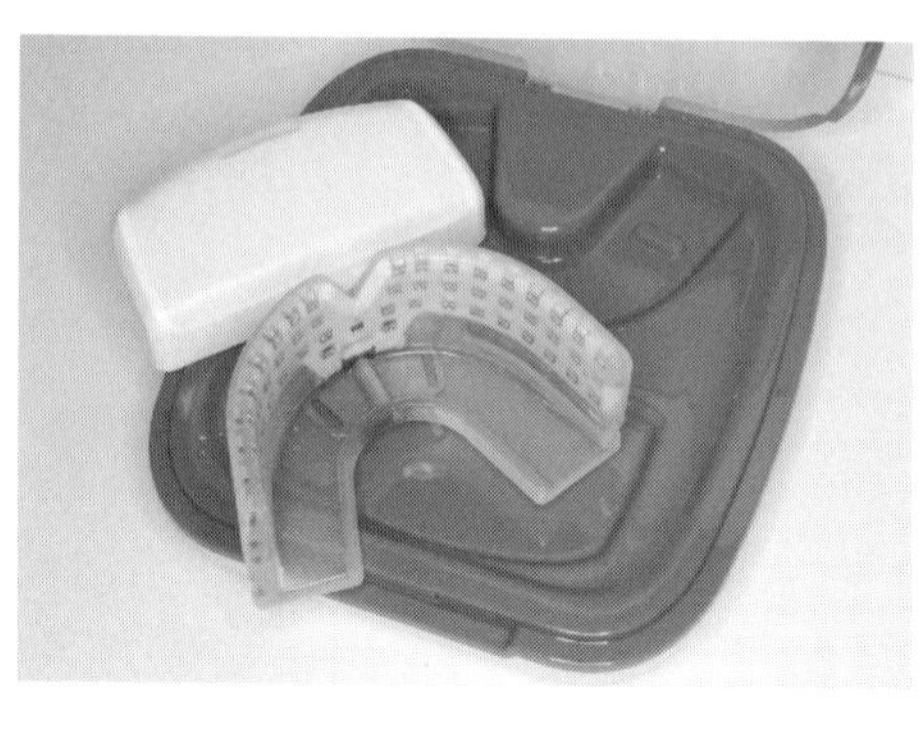

化伝達物質が血流にのって体幹の骨髄細胞も活性化。そこでつくられる免疫細胞などの機能が向上します。ゆえに、光除痛加速装置を矯正後も使用し続けることをおすすめしています。

歯から健康を守るために、この加速装置は体にやさしく薬品も不要で、リスクも低いといえます。ミトコンドリアを活性化して加速するための装置や、さらにイオン導入などの加速装置を私はいち早く導入し、患者さんの負担を減らしています。

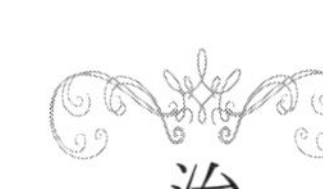

治療終了！　そこに、「夢見た歯並びのあなた」がいる

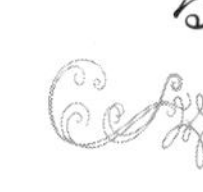

マウスピースの交換を続け、予定していた最終ステージのマウスピースが終了すると、マウスピース矯正治療は終了となります。

「キレイになりましたから、これで良いです」

最終ステージのマウスピースを終了したとき、こう言われる患者さんもいます。

当初の計画通り、歯並びは十分にキレイです。それでも全身の健康状態から見て、さらにかみ合わせに修正を加えなければならない場合もあります。その場合だけ、ワイヤーとブラケットを数ヵ月間おこなうこともあります。

つまり、マウスピースは歯並びを整えるには有利ですが、かみ合わせはワイヤー矯正が適しているため、患者さんによっては、両方のメリットを活用します。

図表1　治療前とマウスピース単独による治療後

治療前

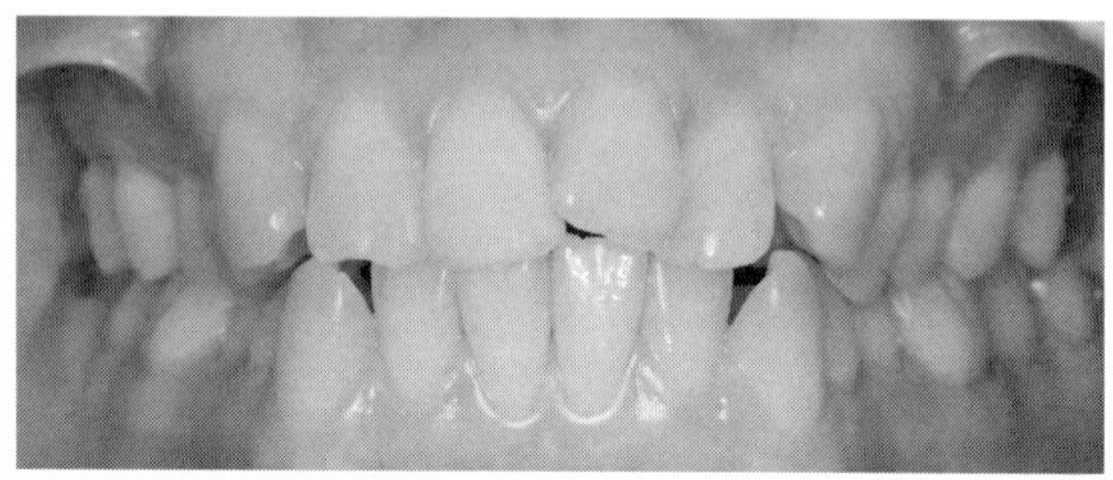

治療後

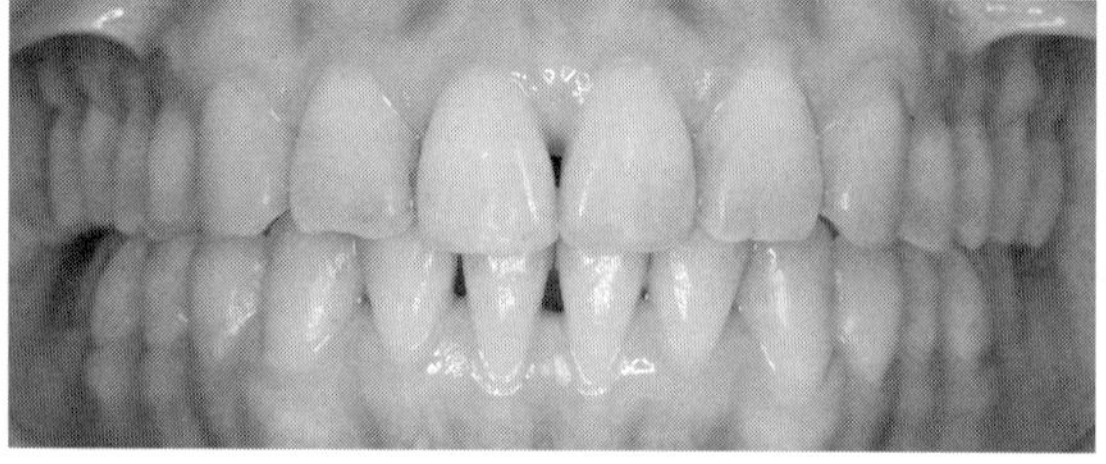

矯正治療をおこなう場合、「マウスピース単独」「マウスピース+ワイヤー矯正」「ワイヤー矯正単独」が選択肢になります。

そして、すべての治療が終わって口元がキレイになると、患者さんは満面の笑みを浮かべます。鏡のなかには、「夢見た歯並びの自分」がいるからです。

「矯正で理想の歯並びになった！　うれしい」

こう舞い上がって油断していると、落とし穴があります。

その落とし穴が、「再発」です。

「再発」を防ぐために、リテーナー（保定装置）が必要

せっかくキレイになった歯並びも、治療後のケアを怠ると新たな不正咬合や、ガタガタになってしまうことがあります。

「せっかくキレイな歯並びになったのに、元に戻りたくない！」

治療でキレイな歯並びになれば、こう思うのは当然です。

従来の矯正法では、治療がうまくいっても、矯正装置を外したあと、一気に元の方向に戻ってしまうことが少なくありませんでした。これは、無理に強い力をかけた反動です。

マウスピース矯正は強い力をかけることなく、少しずつ動かします。

従来の治療と比べて反動が少なく、再発もより少ないものです。それでも、人によっては再発することもあります。

では、なぜ再発してしまうのでしょうか？

大きな問題として、原因が除去できていない場合があります。小さな部分の問題としては、キレイになった歯並びは歯の位置を動かして整えたものだからです。

歯ぐきや骨は、本来あった場所に収まるようにつくられています。歯ぐきや骨は、歯よりも変化に時間がかかります。そのため、元に戻ろうとする力が働き、それも再発の原因になってしまうのです。

これらを一般的に「後戻り」とよくいいますが、病気で回復した後に再度、元に戻ることはありません。それは再発です。

そこで、治療が終われば口腔のリハビリをかねて「保定」をおこないます。

歯が元の方向に戻ろうとするのを防ぎ、整った歯並びを安定させる――。

これが、保定の目的です。

そのために、「リテーナー（保定装置）」を使います。矯正の装置は、「歯やあごを動かすための装置」です。リテーナーは、「歯を動かさないための装置」です。

リテーナーは、患者さん一人ひとりに合わせてつくります。リテーナーは、新たに完成した場所で機能をつくるためのリハビリ装置でもあります。

リテーナーは取り外し可能ですが、一定期間（約2年ほど）は1日中つけていただきます。その後は夜だけになり、歯のパジャマとして、歯ブラシや服と同じように健康を維持する道具として一生使っていきます。

再発してしまうと、頑張った治療をもう一度やりなおさなければなりません。再発しないために、治療後のケアが必要なことをぜひ理解してください。

健康な歯と口のなかの健康を保つために、その後も、3ヵ月〜6ヵ月に1回くらいは定期検診を受けることをおすすめしています。

なお、マウスピースだけでは、歯並びは整ってもかみ合わせがしっかりできない場合は、ワイヤー矯正を一部使用しなければ治らないことがあります。

先ほども触れましたが、マウスピースは歯並びを整えるのが得意で、ワイヤーはかみ合わせを直すのが得意という特性があるからです。

ですから、健康的で美しい歯並びでよいかみ合わせにするには、患者さんの状態によって「マウスピース単独」「マウスピース＋ワイヤー矯正」「ワイヤー矯正単独」から適正な治療を選ぶ必要があります（123ページ参照）。

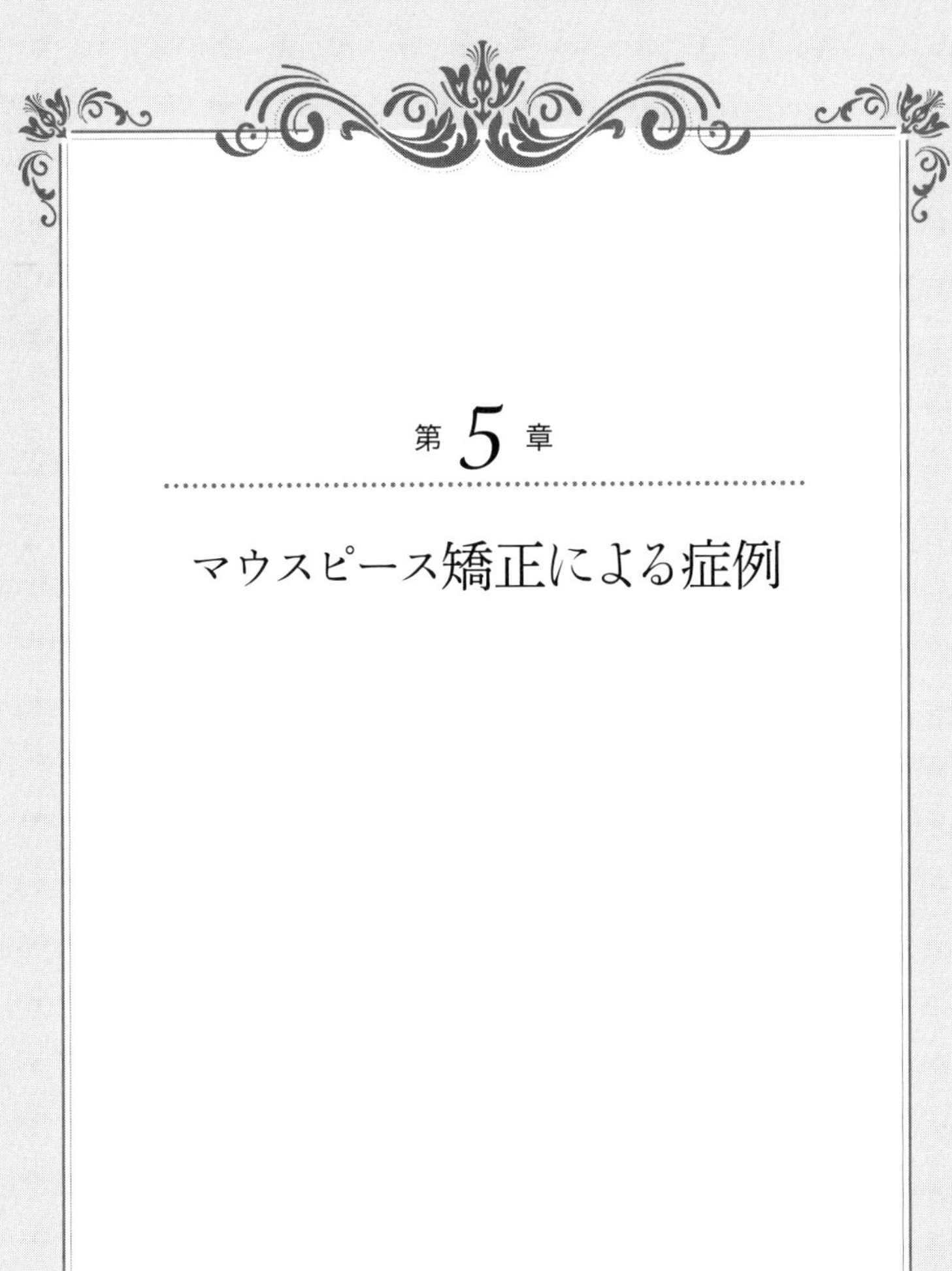

第 5 章

マウスピース矯正による症例

歯並びがキレイになるだけでなく、出っ張りも気にならなくなった

患者さんの症状

前歯の出っ張りを気にされていました。また、実際の生活では、下唇に上の歯が当たっていたり、口の中をかんで口内炎ができることに困っていました。その他にも、左の肩こりや耳が聞こえにくいなどの不定愁訴がありました。

治療前
(27歳11ヵ月)

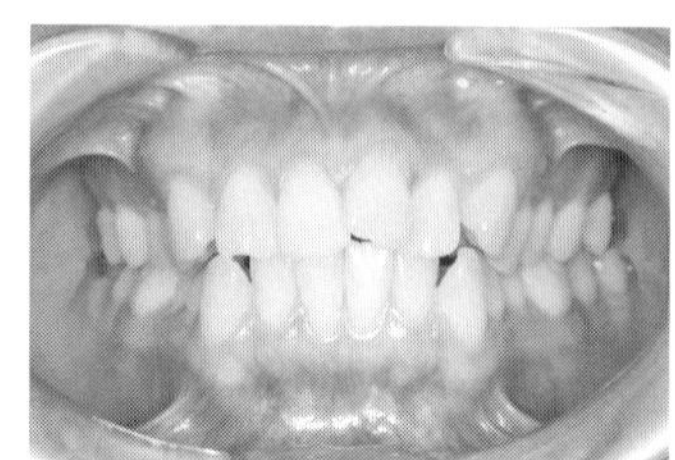

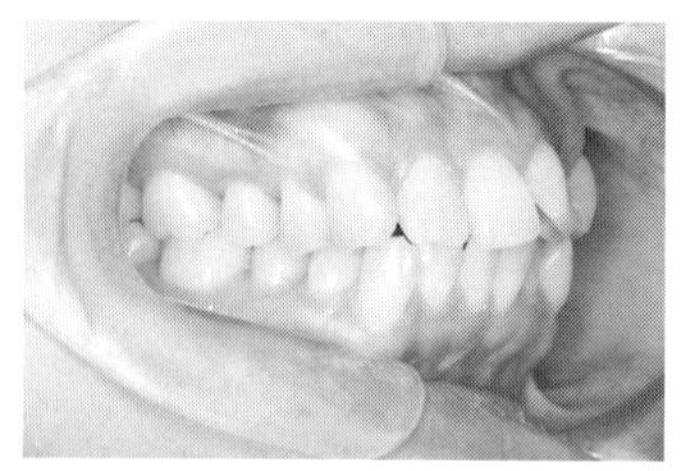

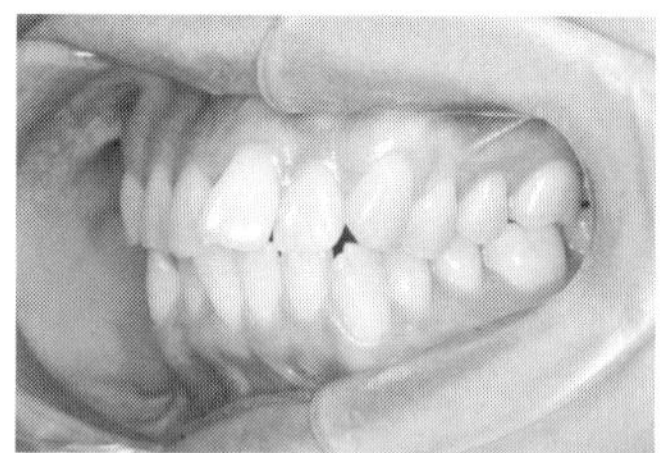

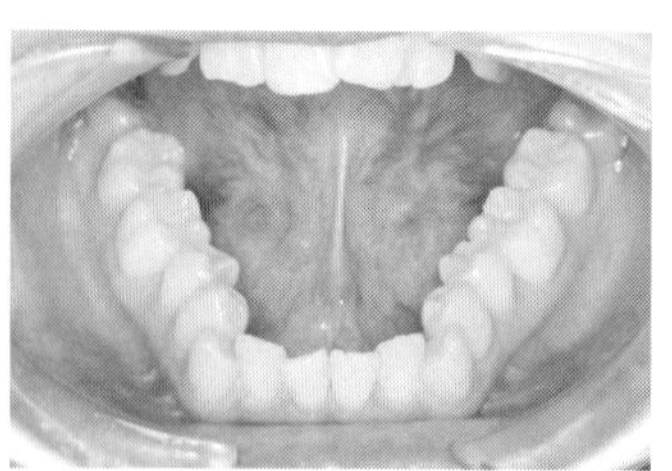

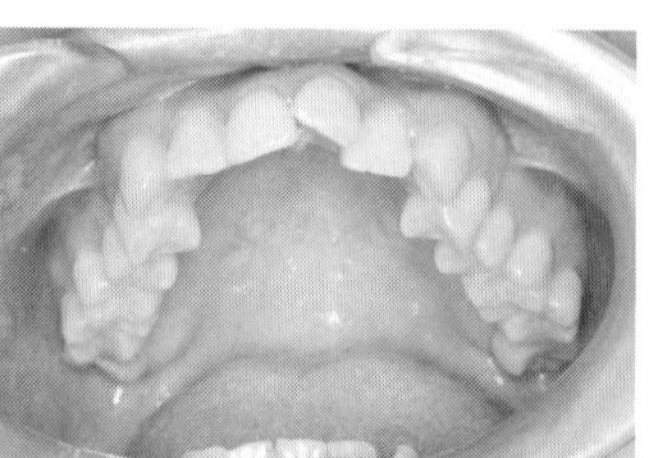

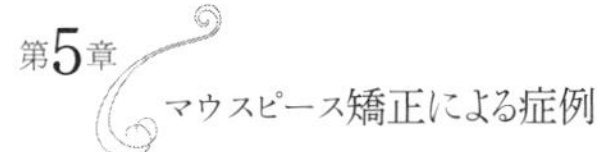

著者コメント

歯並びが改善されたことで前歯の出っ張りがなくなりました。口の中をかむことが減り、口内炎もできなくなりました。患者さんは前歯がキレイに整列したことにとても満足され、改めて、健康を考えるきっかけになったようです。

治療終了後
（30歳2ヵ月）

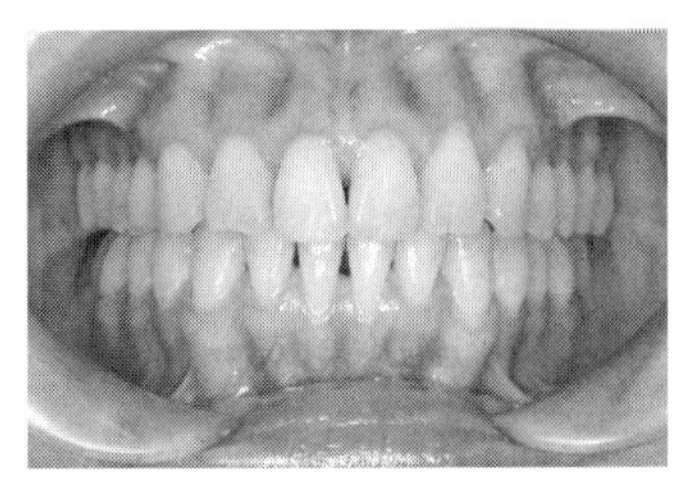

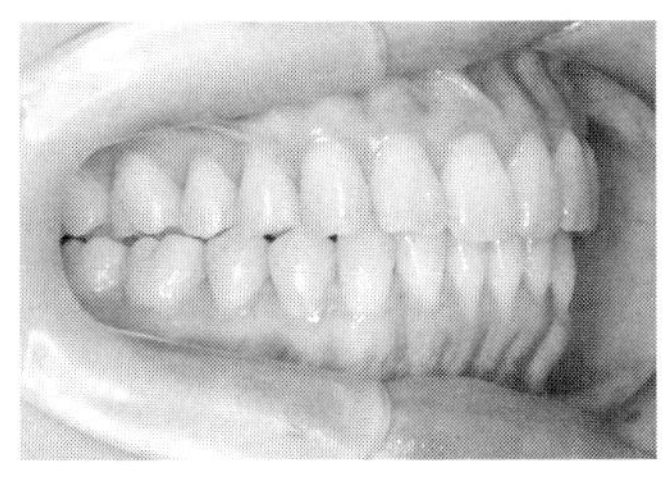

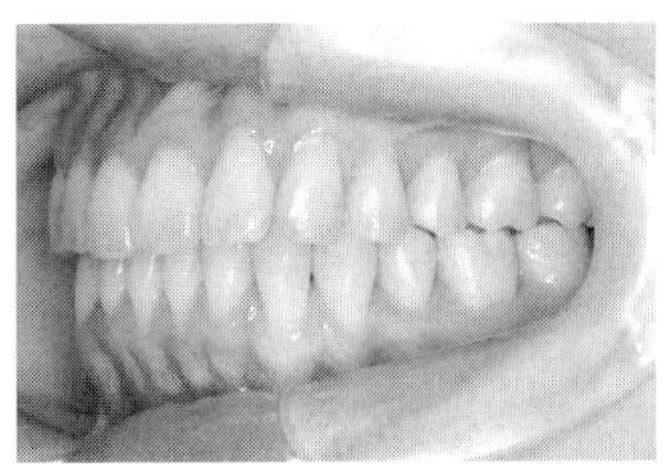

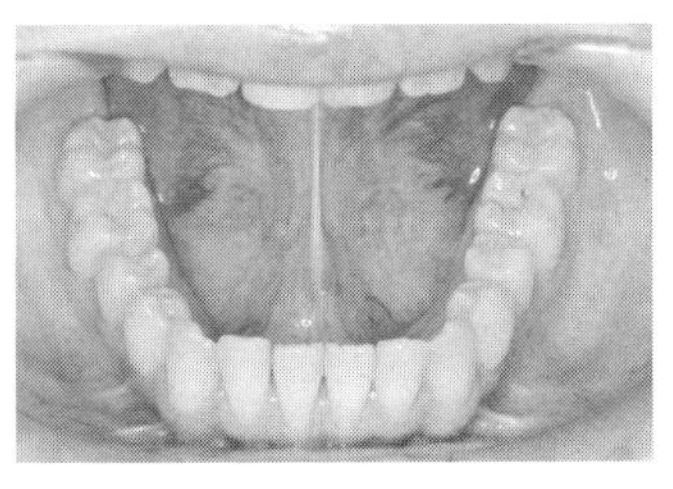

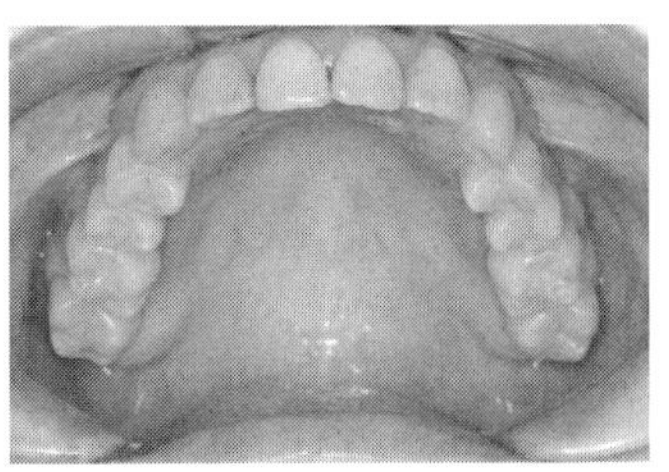

口を開けて笑えるようになり、歯みがきもしやすくなった

患者さんの症状

八重歯（犬歯）やかみ合わせが気になって、口を大きく開けて笑うことができなかったようです。歯みがきもしにくく、片頭痛もありました。

治療前
（10歳6ヵ月）

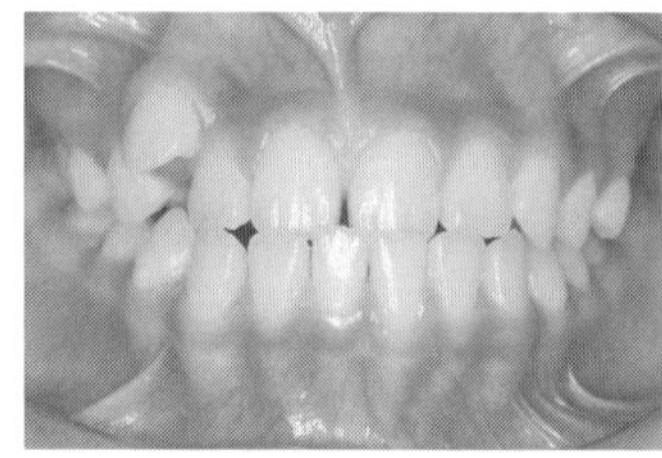

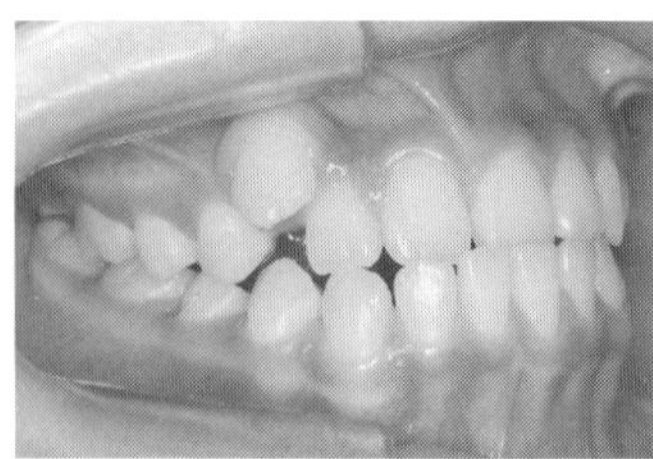

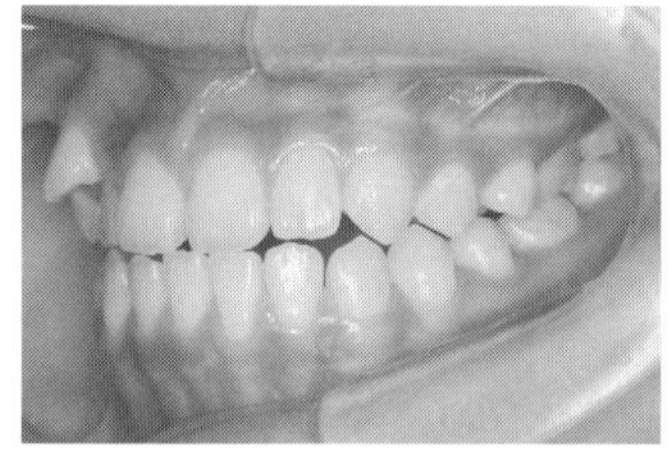

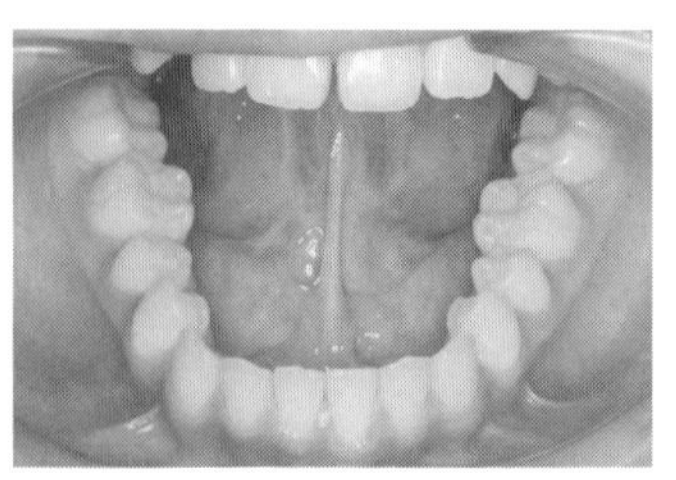

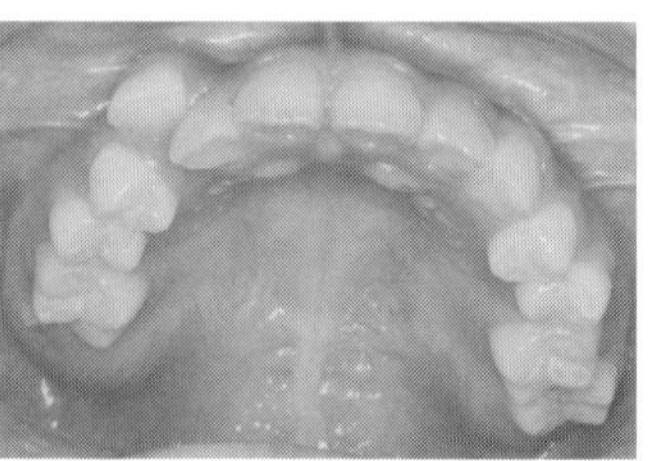

著者コメント

八重歯(犬歯)を抜かずに矯正できたことやマウスピース矯正自体は約8ヵ月で終ったことにとても驚かれていました。

治療後は口を開けて笑えるようになり、歯みがきも丁寧におこなうように。片頭痛も改善されたようです。

治療終了後
(14歳2ヵ月)

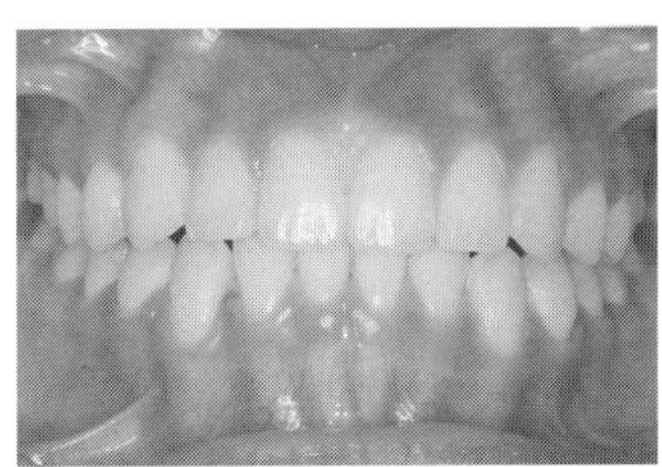

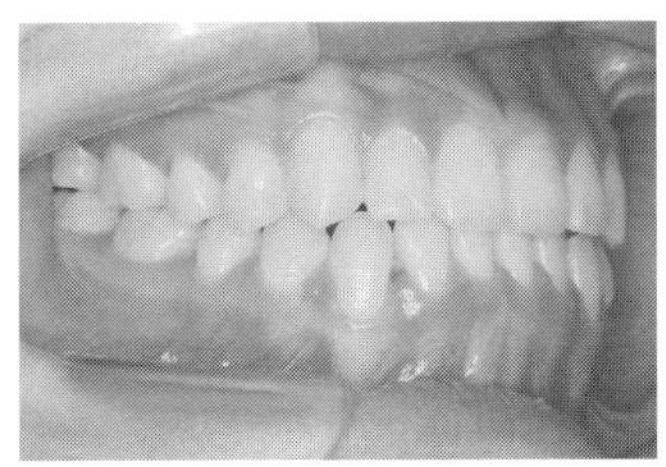

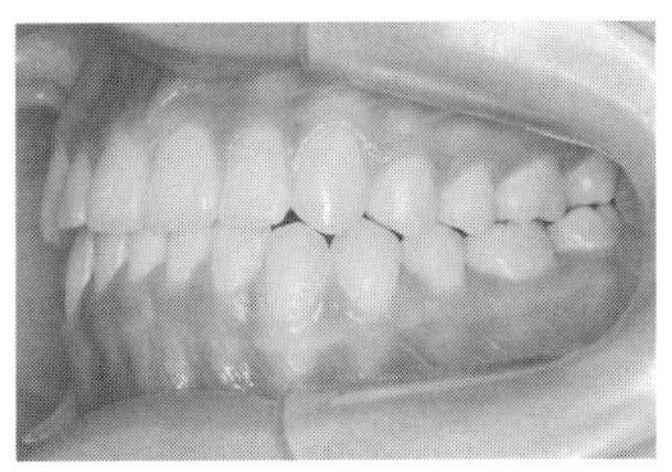

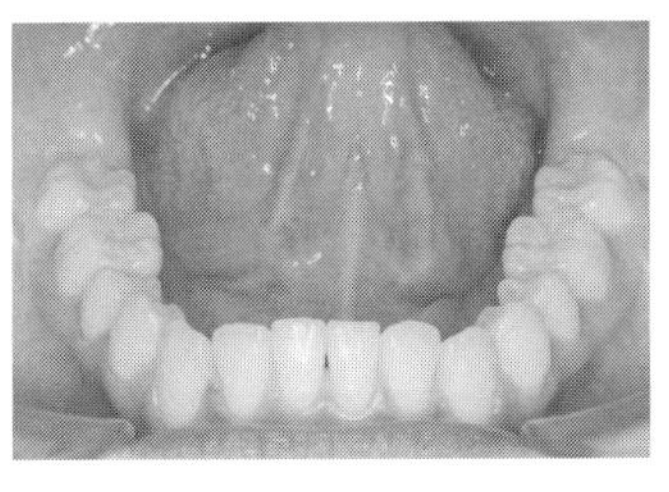

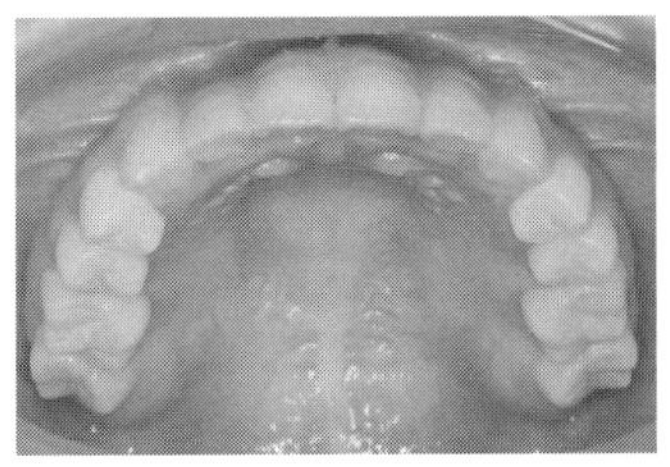

安心して治療が受けられ、理想的な歯並びに。顎関節の痛みも解消

患者さんの症状

歯並びが悪いせいで、歯みがきがしにくく、虫歯にならないか心配だったとのこと。また、顎関節の痛みにも悩まされていました。

治療前
（12歳6ヵ月）

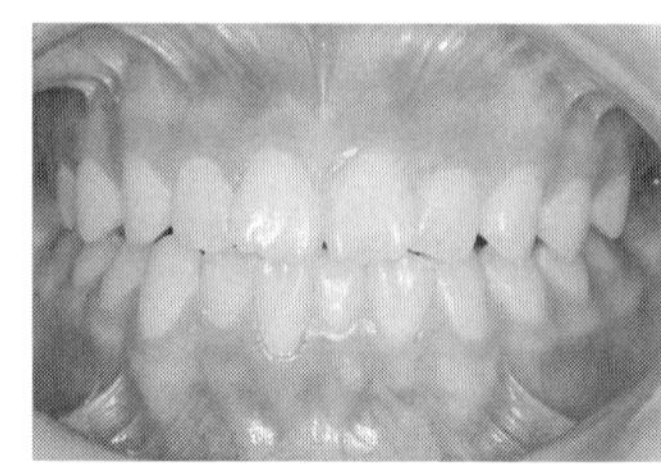

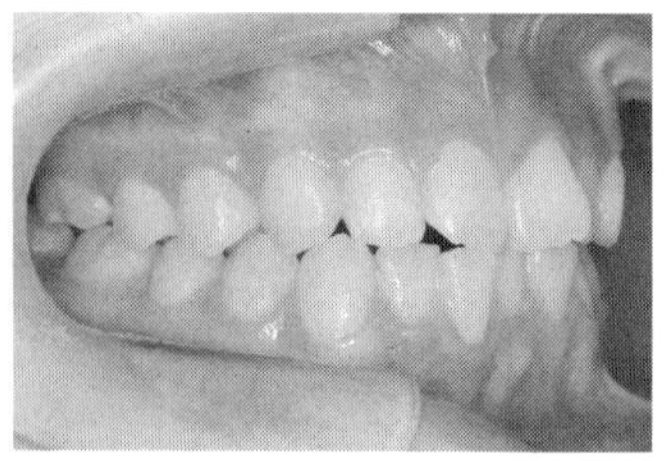

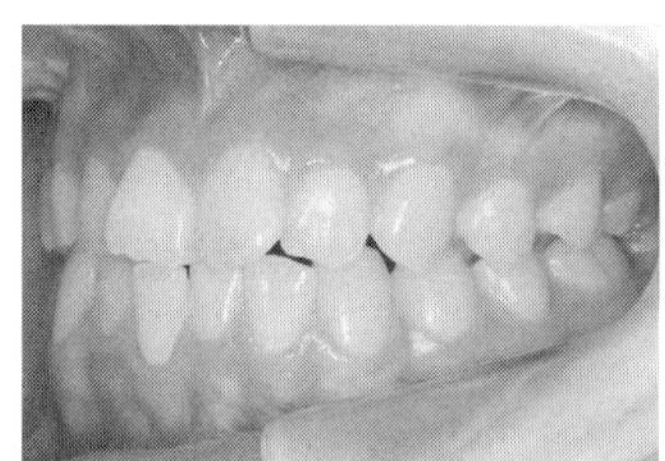

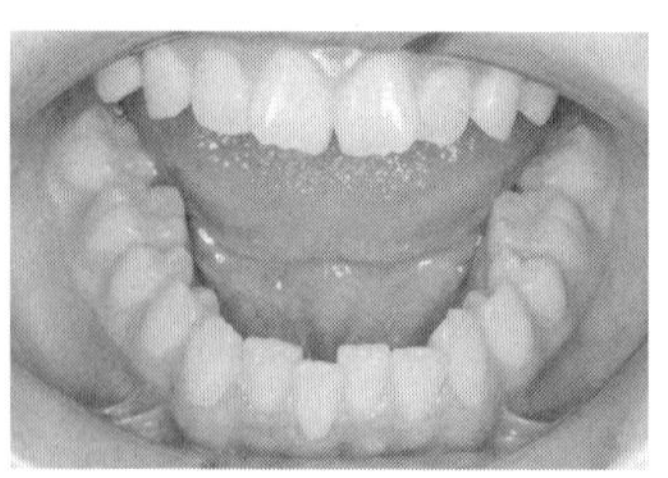

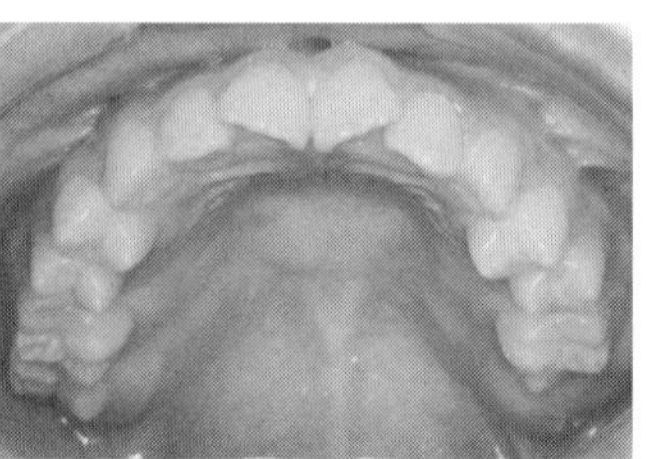

著者コメント

正しいかみ合わせになったことで歯並びがキレイになり、顎関節の痛みがなくなりました。また、歯も隅々まで磨けるようになりました。

治療終了後
（16歳11ヵ月）

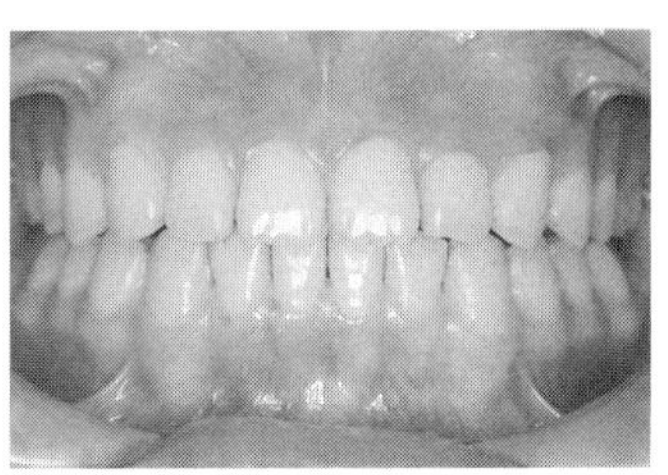

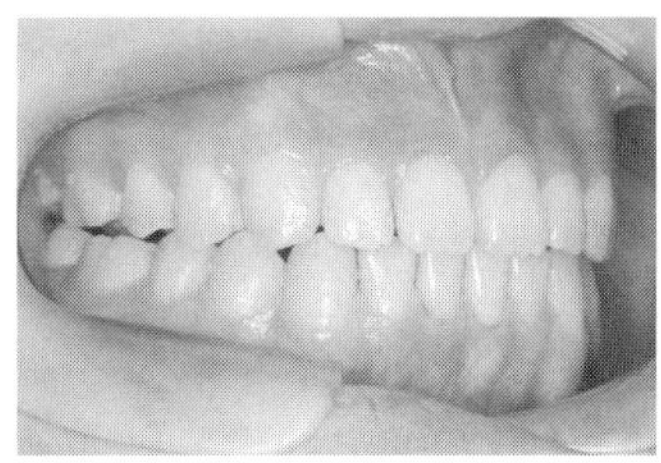

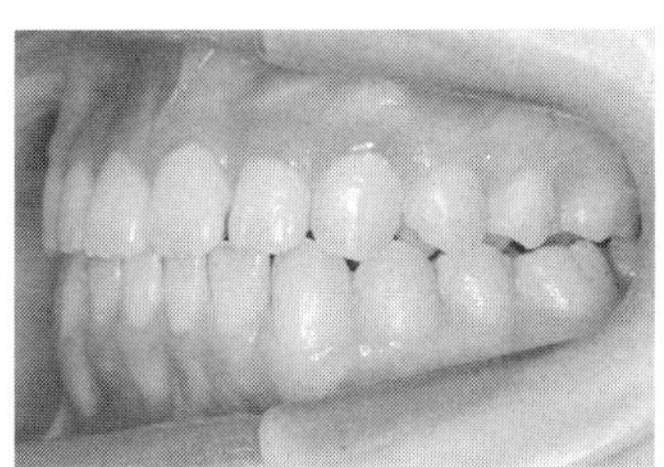

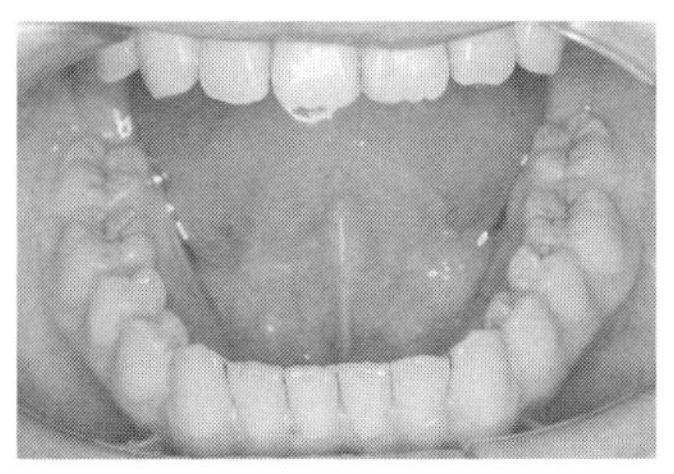

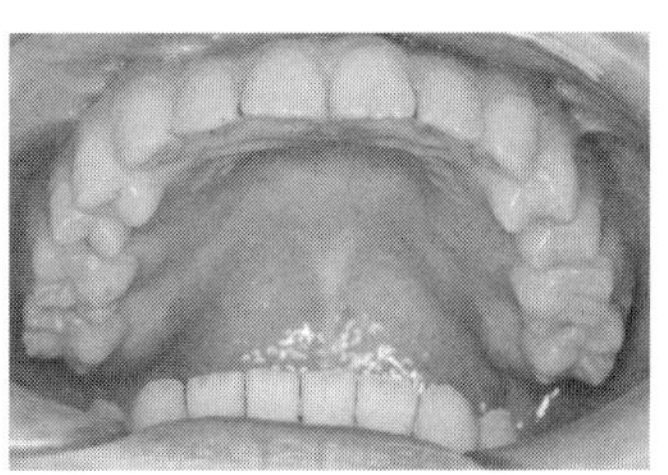

キレイな歯並びを手に入れて、かみ合わせも改善された

患者さんの症状

顎関節症の患者さんです。かみ合わせの違和感やあごの痛み、鼻づまりの他、会話時に奥歯が当たって喋りにくいなどの症状を訴えていました。

治療前
（45歳9ヵ月）

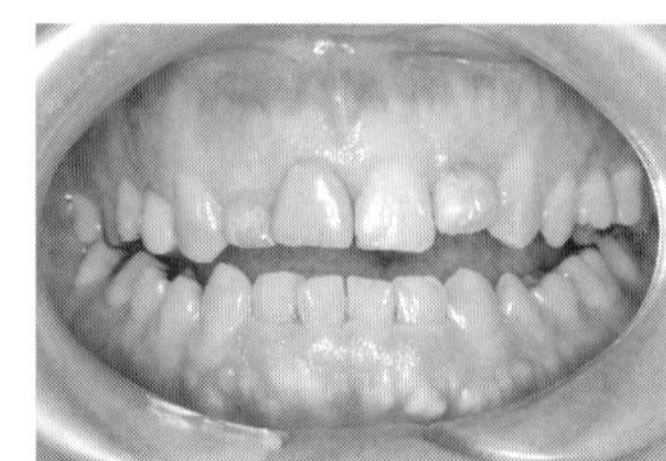

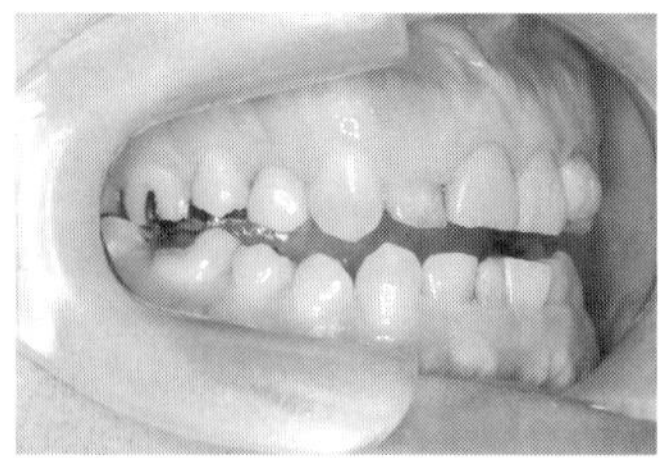

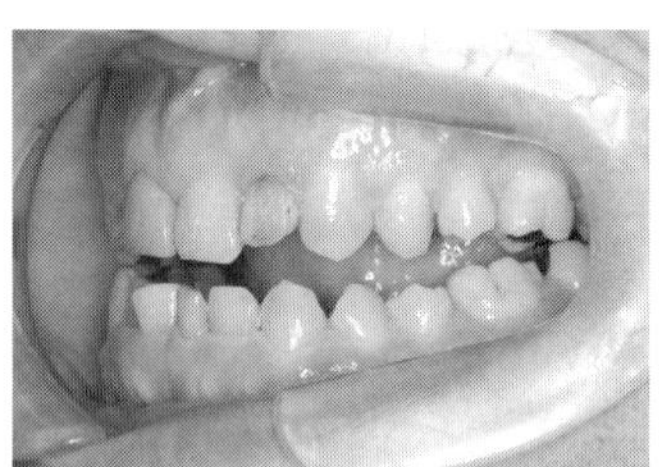

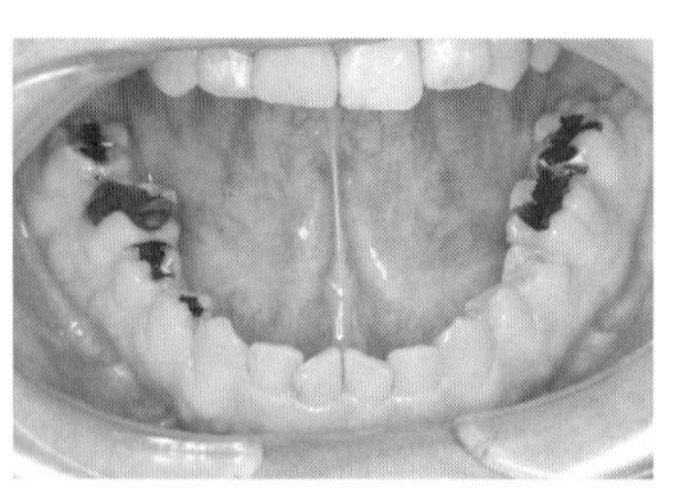

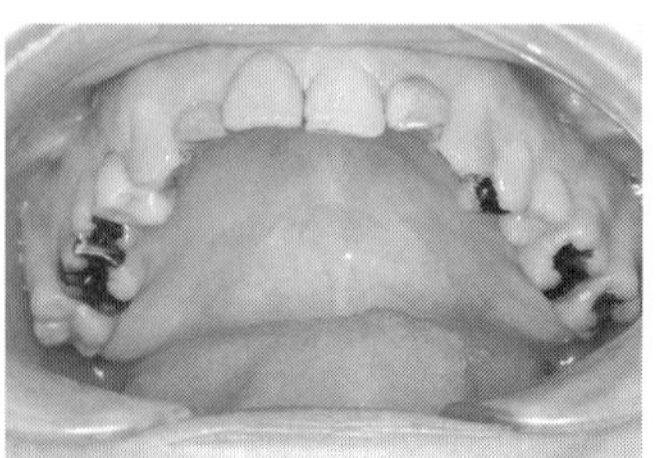

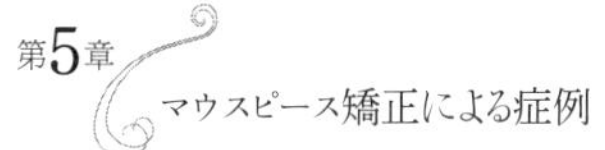

著者コメント

かみ合わせが改善され、きちんと前歯でモノがかめるようになりました。あごの痛みも解消し、「マウスピース矯正をやってよかった。顎関節症で悩んでいる人におすすめしたい」と話されていました。

治療終了後
（47歳10ヵ月）

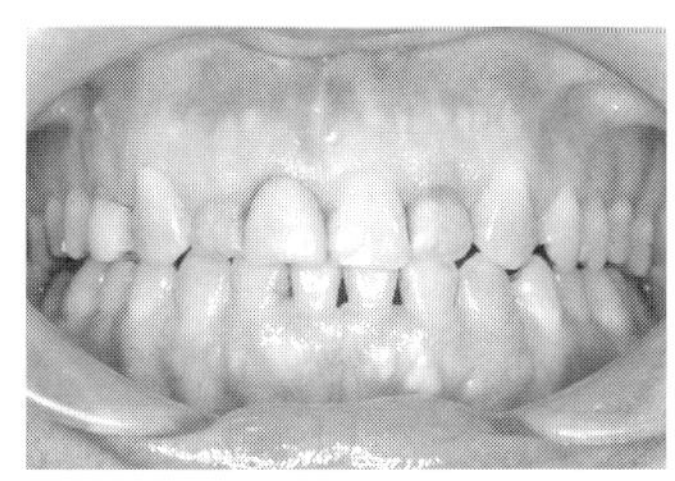

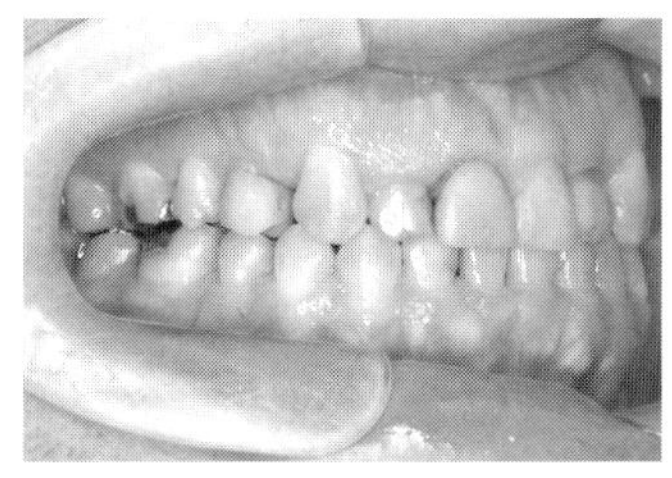

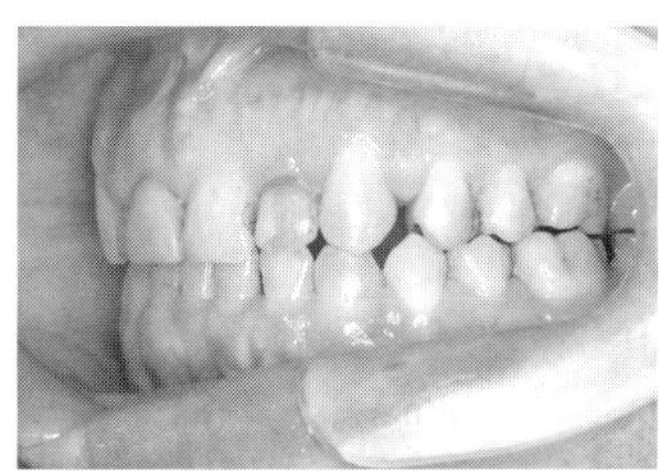

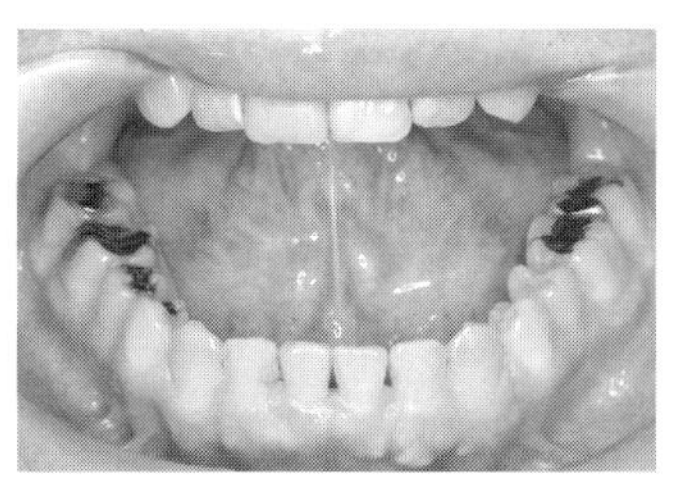

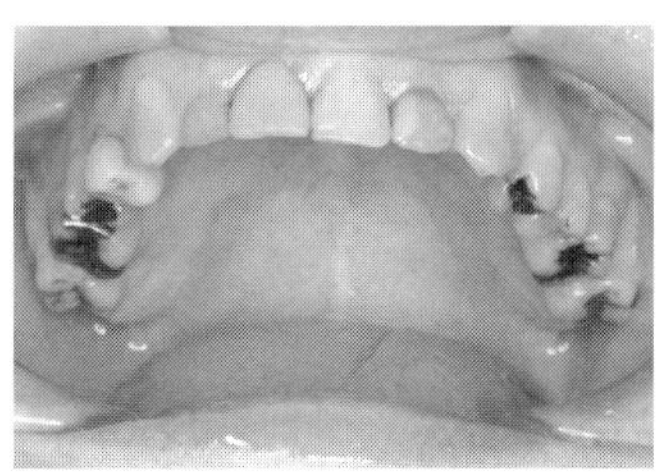

顎関節症が良くなり、口呼吸も治った

患者さんの症状

10代の頃から顎関節症に悩まされていました。口呼吸で歯にモノがよく詰まる、左半身の関節に不調（左半身全体の痛み）があることから、ご自身で色々とお調べになり、図書館で前著『抜かずに治す歯並び』の本に出会ったことで来院。

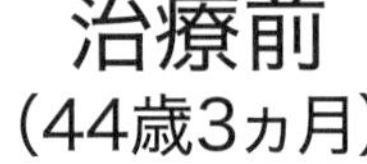

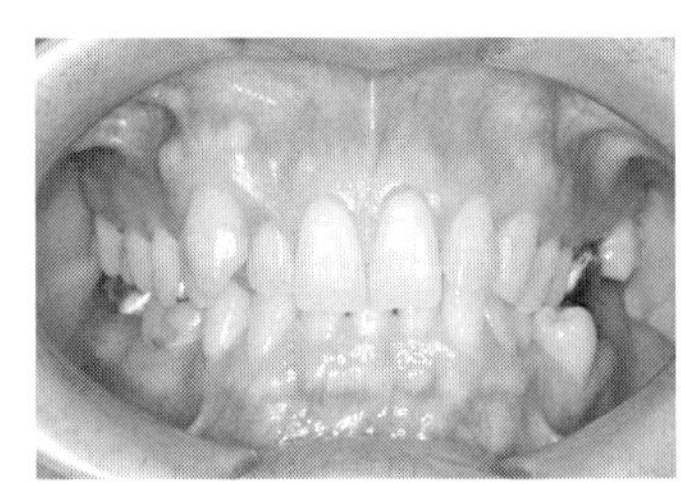

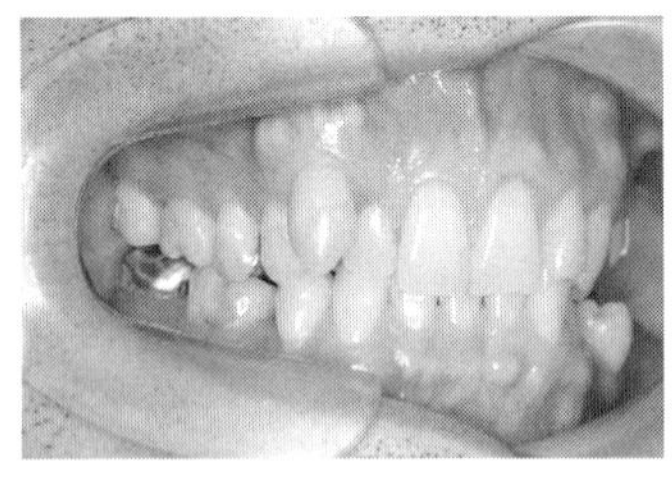

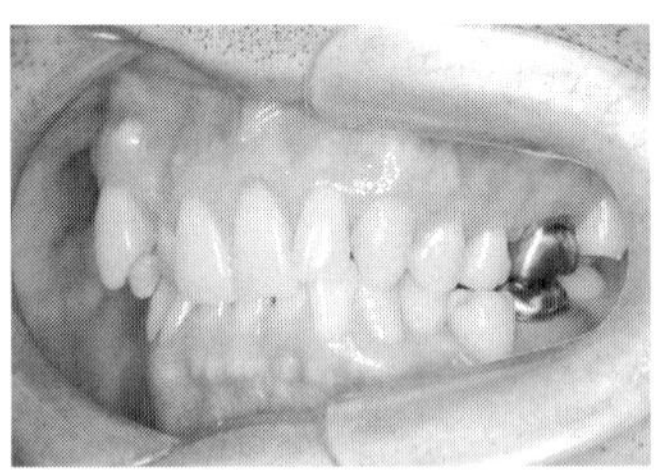

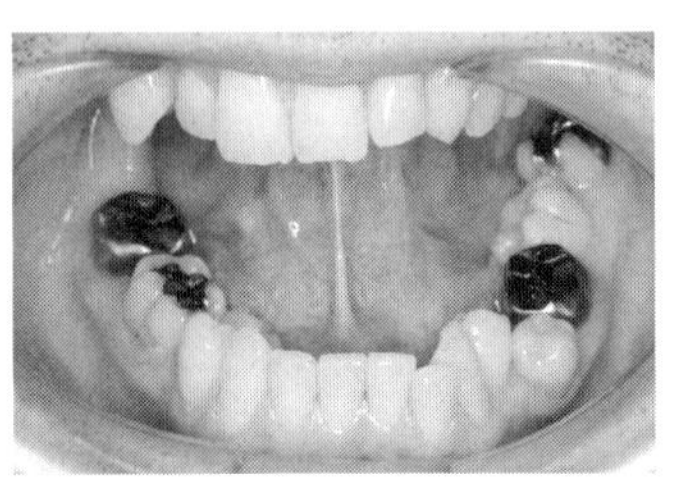

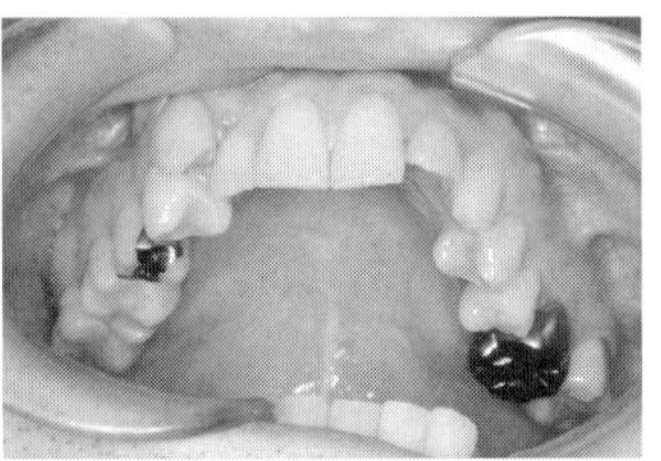

著者コメント

顎関節症の症状が軽くなり、口を大きく開けて食事ができるように。自然に鼻呼吸ができ、口呼吸も治りました。左半身全体の痛みなどの不定愁訴も改善されたようです。

治療終了後
(47歳8ヵ月)

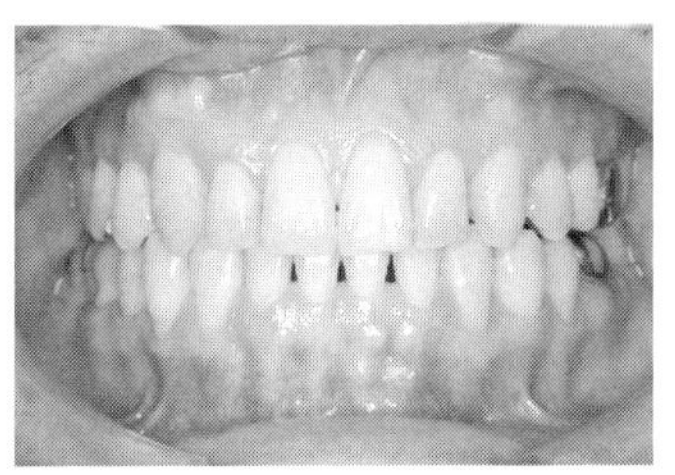

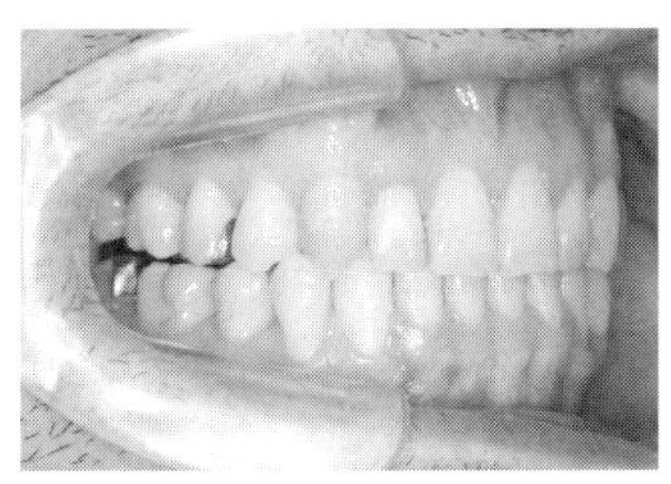

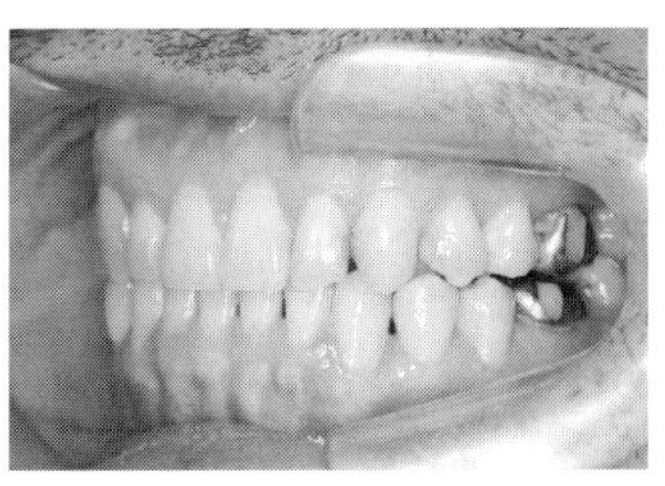

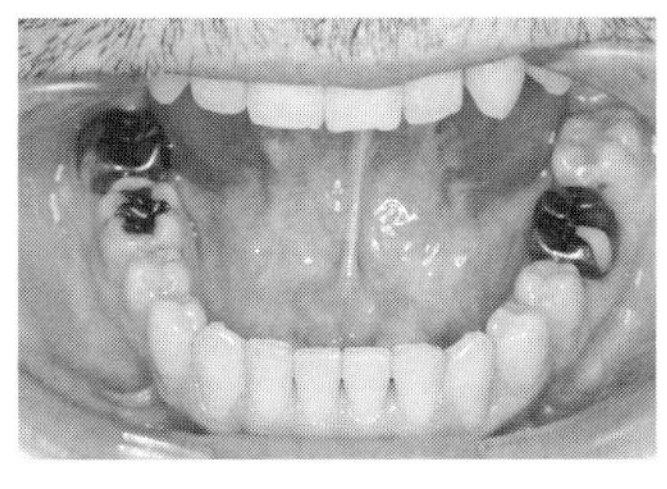

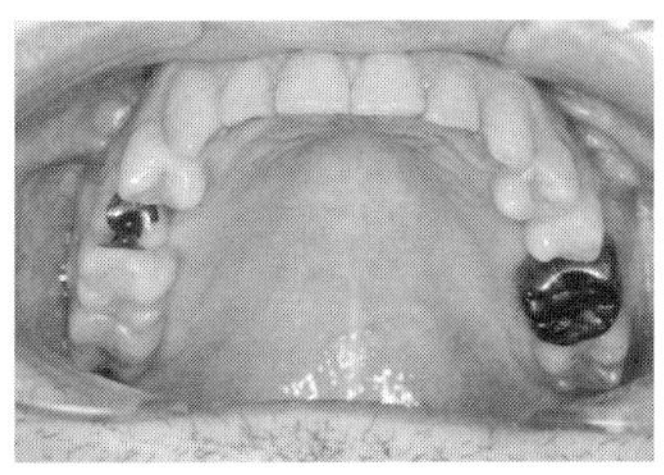

キレイな歯並びになって、写真を撮るときも自然に笑顔になれる

患者さんの症状

乱杭歯で見た目が気になる、かみ合わせが悪く、モノがかみづらい、食べ物が引っ掛かるなどの悩みがありました。また、他の歯科医院で「歯の中心がずれている」と言われたことを気にされ、写真を撮るときに歯が見えないようにしていました。

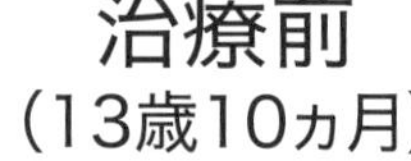

治療前
（13歳10ヵ月）

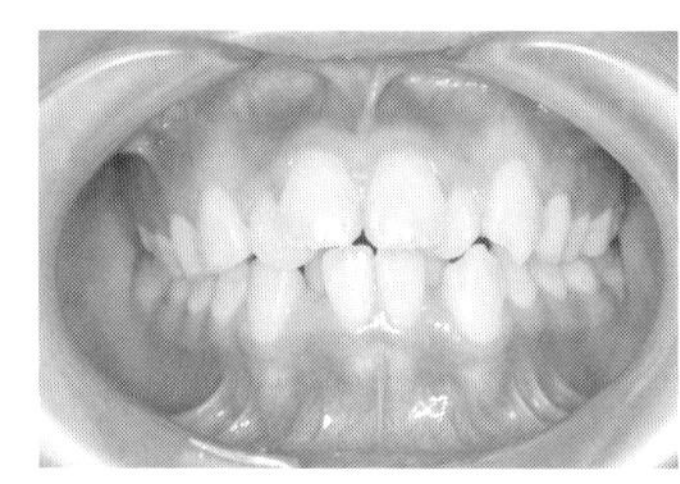

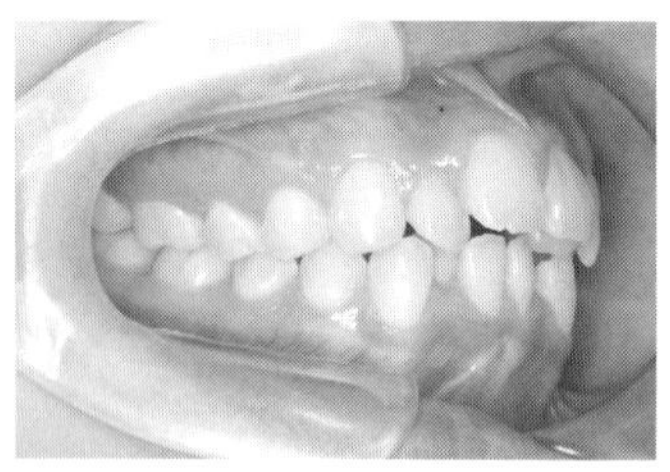

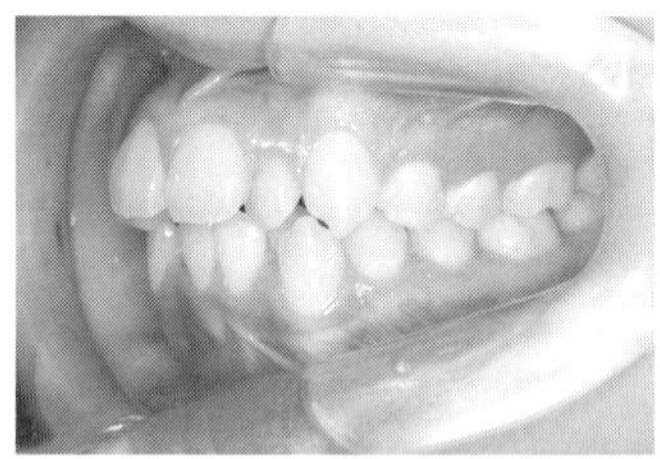

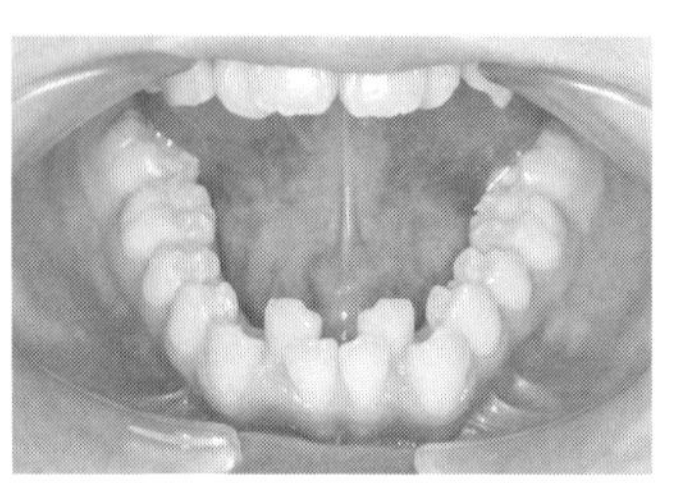

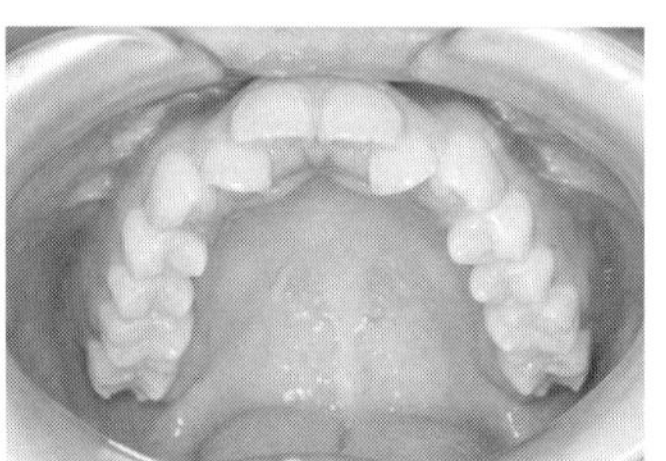

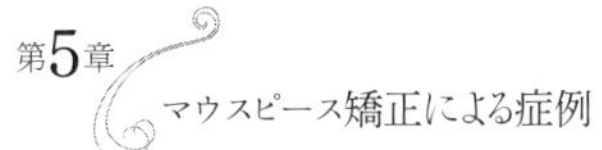

著者コメント

歯並びがキレイになり、かみづらさや歯に食べ物が引っ掛かることが改善されました。写真を撮るときにも自然に笑顔になれるようになったとのこと。

治療終了後
（16歳9ヵ月）

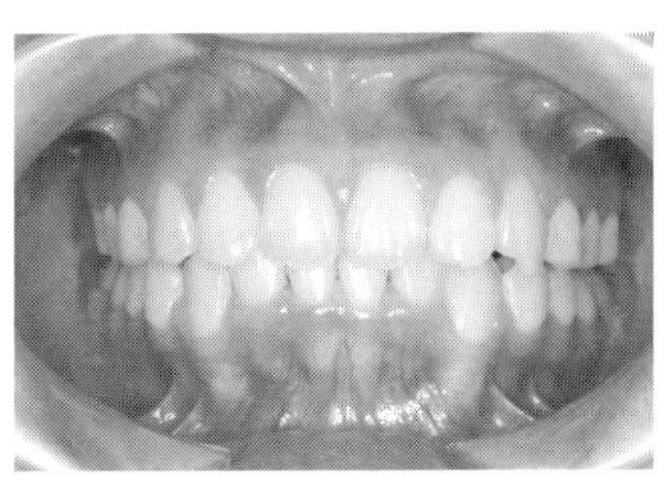

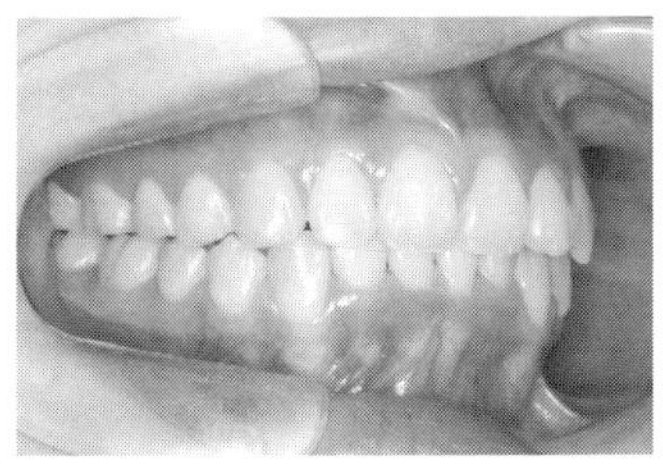

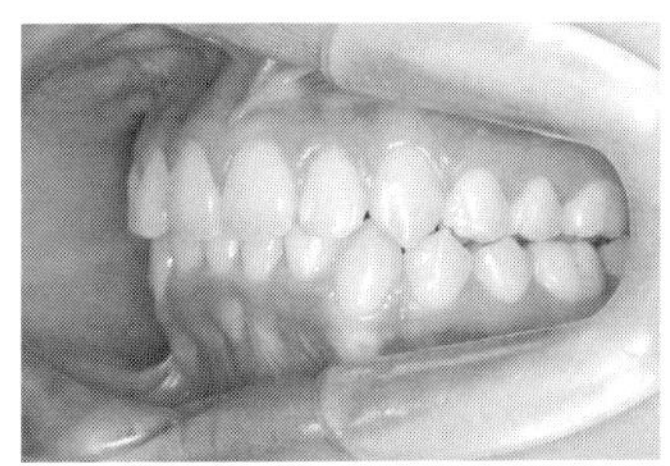

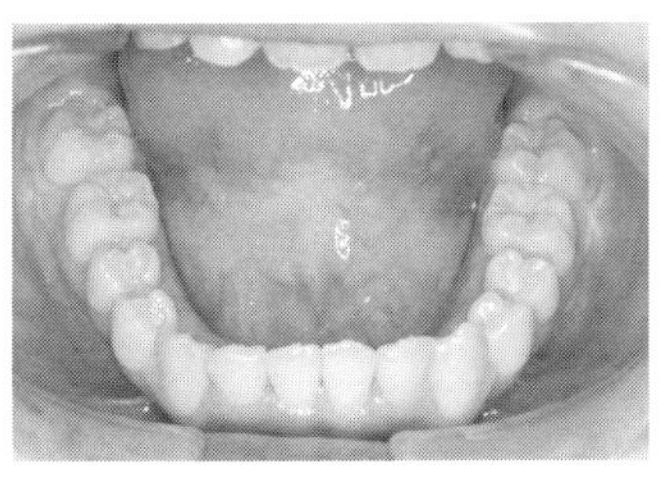

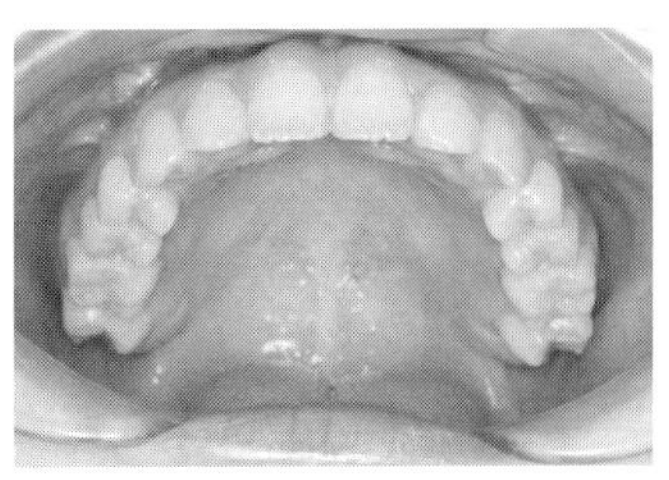

付 録

顎変形症の
骨切り手術併用治療による
抜かない矯正の症例

マウスピースの導入で、顎変形症のワイヤー装着期間が短かくなる

受け口などの顎変形症の治療は、一般的に抜歯矯正と骨切り手術でおこないます。しかし、抜かない矯正と骨切り手術の併用では、健康な歯は抜くことなく治療することが可能です。

これまでの治療では、数年のワイヤー矯正と骨切り手術が必要でした。ここ最近は、先にマウスピースで歯並びと顎位を先に整えてから顎変形症の治療をおこなうと、2～4年前後かかっていたワイヤー矯正の期間が6ヵ月程度になりました。

もちろん個人差はありますが、ワイヤー装着期間がここまで短縮されたことは、患者さんにとって大きな喜びになると考えています。

図表19　顎変形症の抜かない矯正と一般的な矯正の比較

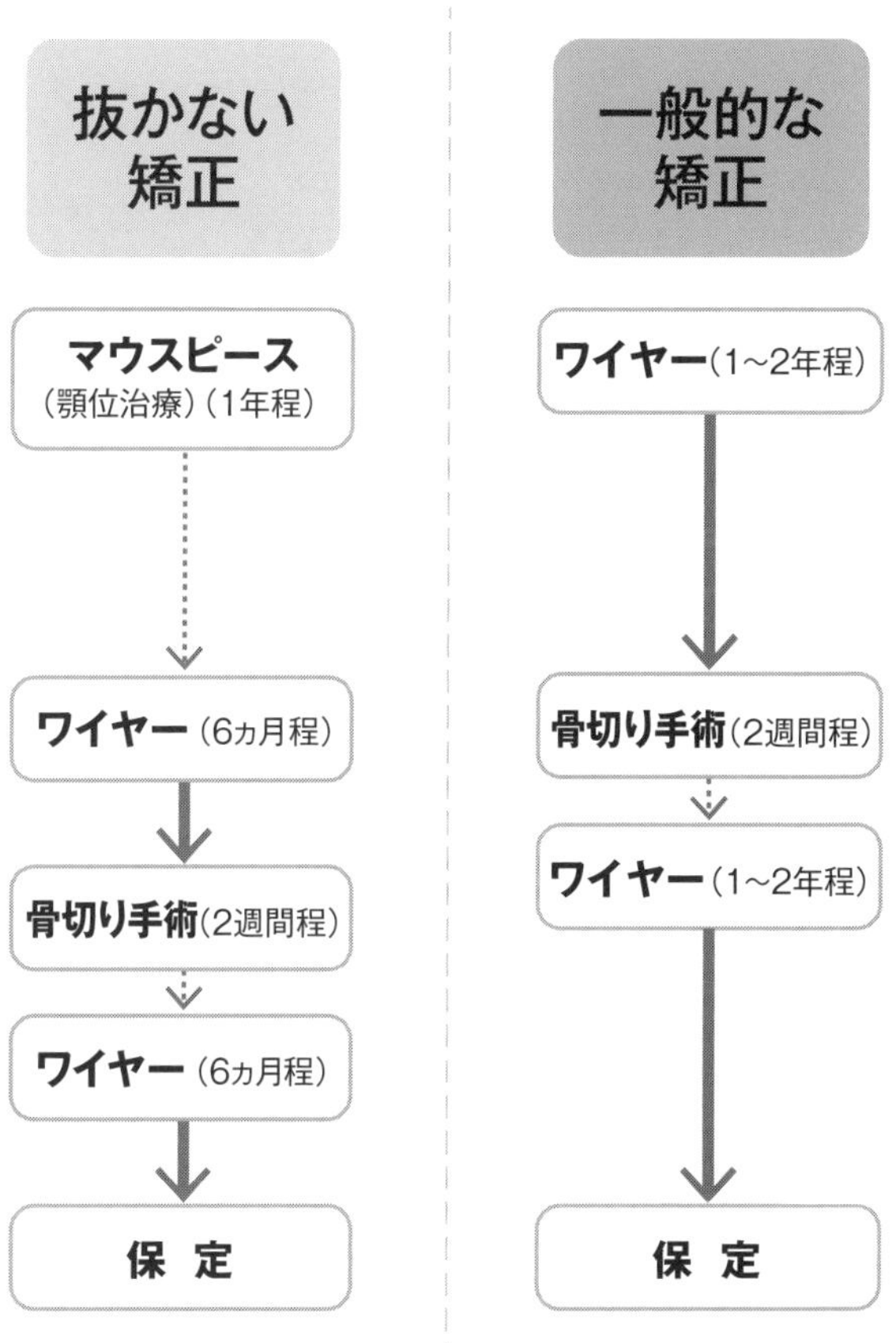

抜かない矯正	一般的な矯正
マウスピース（顎位治療）（1年程）	ワイヤー（1～2年程）
↓	↓
ワイヤー（6ヵ月程）	骨切り手術（2週間程）
↓	↓
骨切り手術（2週間程）	ワイヤー（1～2年程）
↓	↓
ワイヤー（6ヵ月程）	
↓	
保　定	保　定

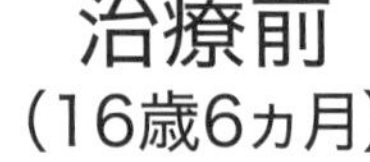

患者さんの症状

高校生の頃にあごが痛くなり、総合病院で顎関節症と診断されて、当院での歯科矯正を勧められました。

受け口であることを気にしていたため、歯列は抜かない矯正でおこない、あごのズレは骨切り手術でおこなうことにしました。

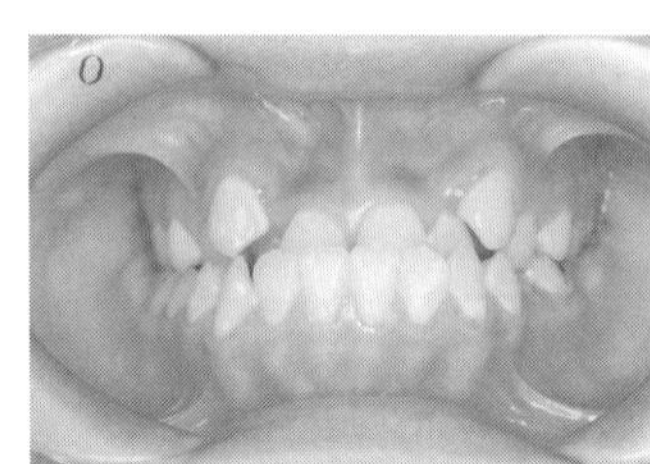

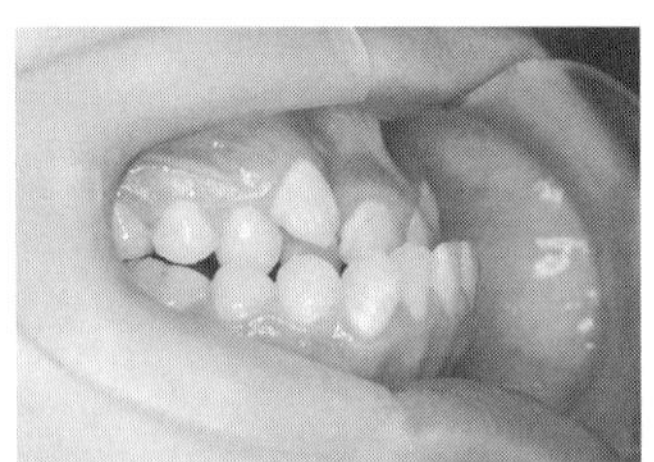

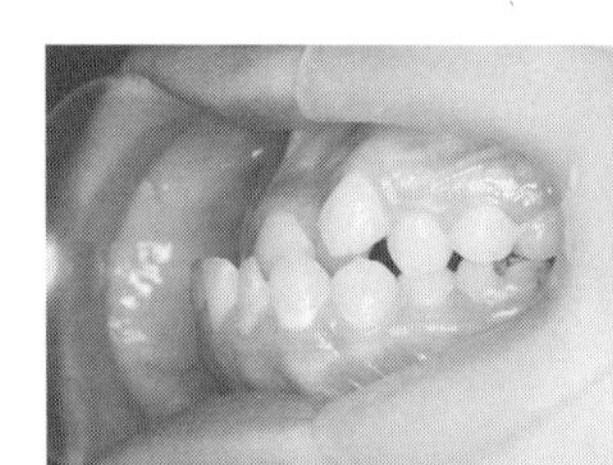

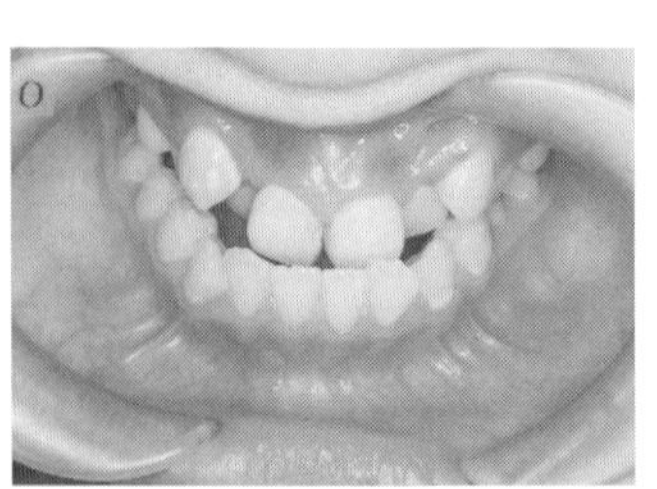

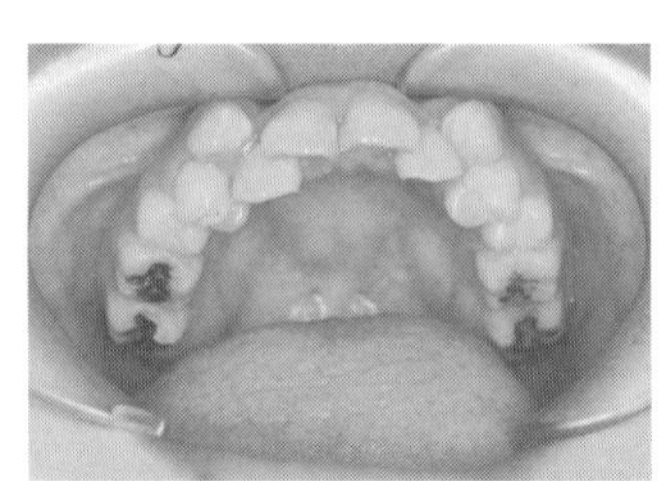

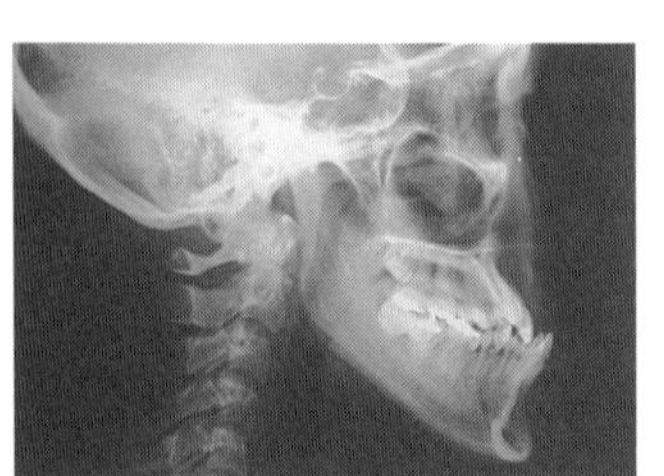

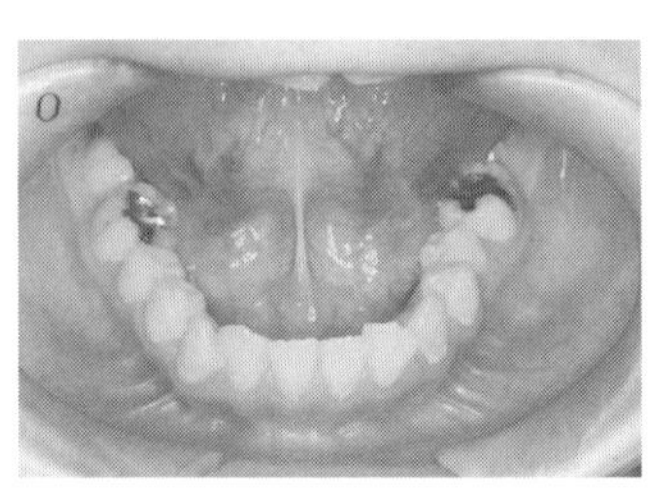

著者コメント

あごの痛みだけでなく、口呼吸や食事(主に麺類)が食べづらいことなどにも悩まされていました。

歯並びがキレイになったことでこれらの悩みが改善され、さらに小顔になったことを大変喜んでおられます。

治療終了時
(20歳11ヵ月)

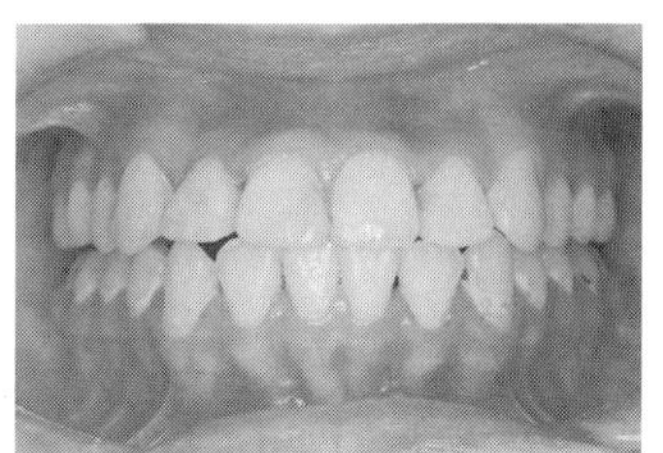

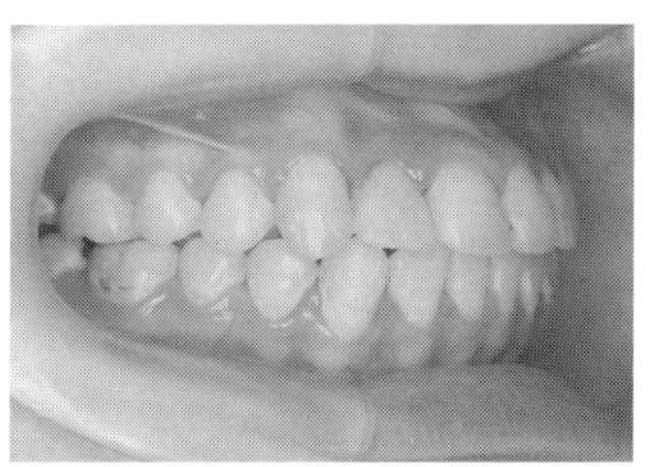

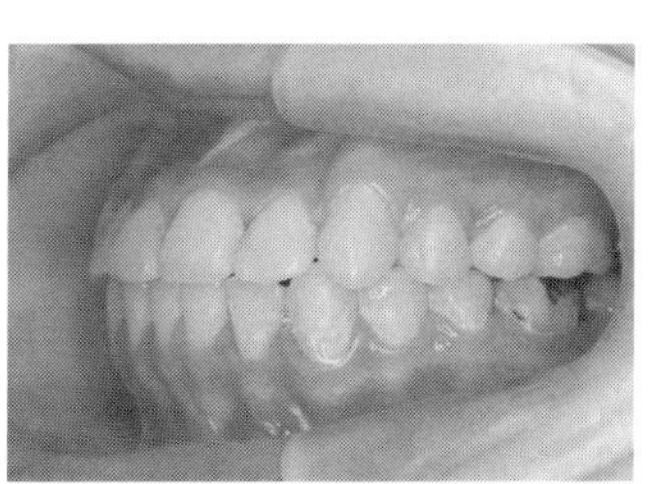

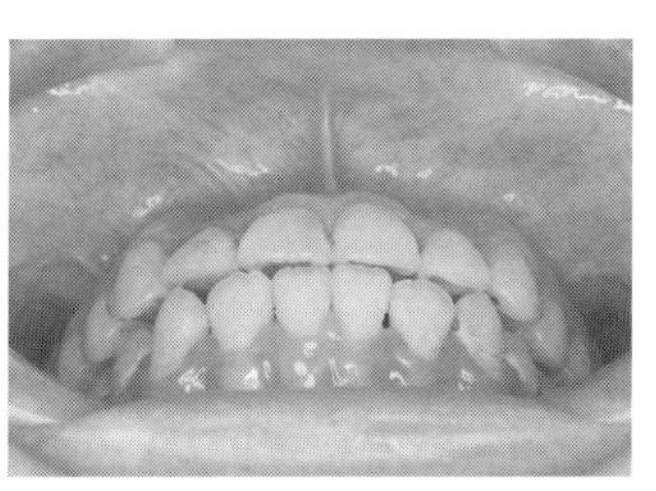

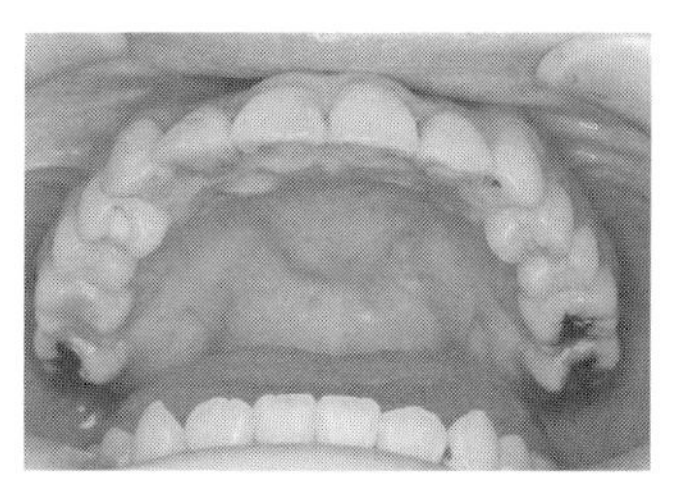

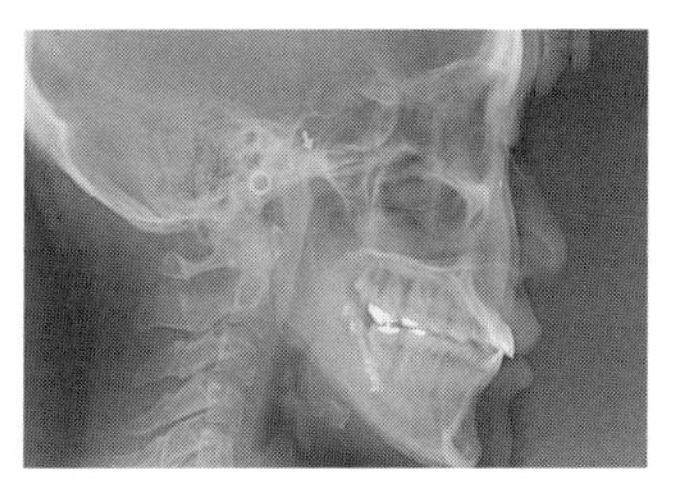

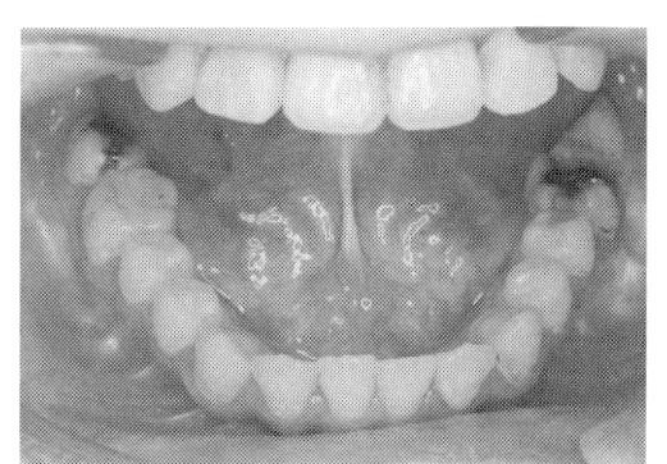

症例
8

片頭痛が軽減され、食べ物がかみやすくなった

患者さんの症状

受け口でモノがかみにくく、片頭痛に悩まされてきました。子どもの頃はさほど目立たなかった受け口が大人になって目立つようになり、長年悩んでいたそうですが、歯並びが抜かずに矯正できることを知り、思い切って治療を始めたそうです。

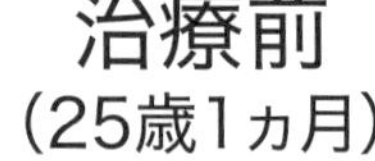

治療前
（25歳1ヵ月）

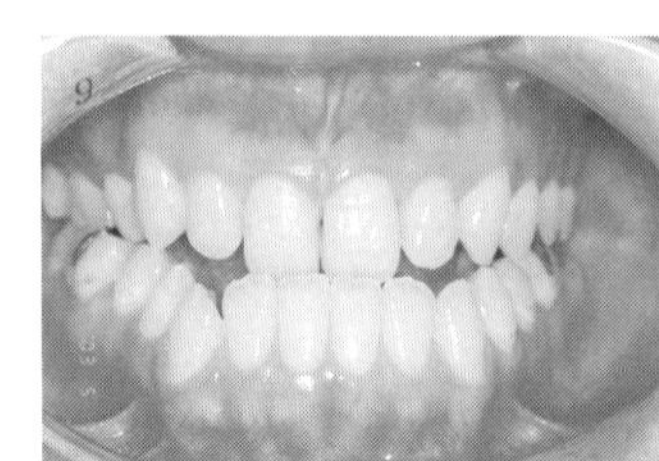
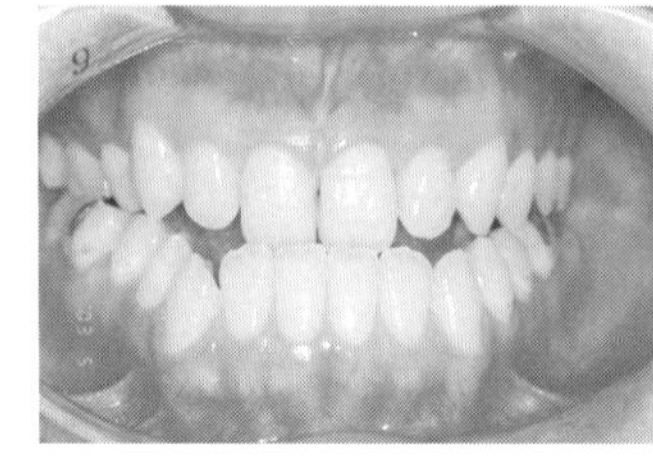
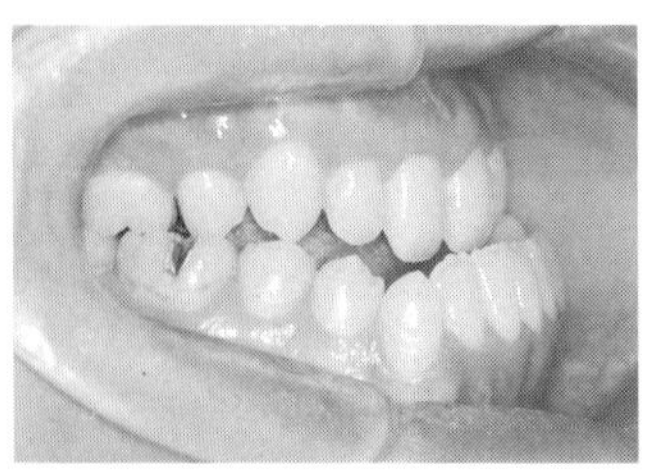
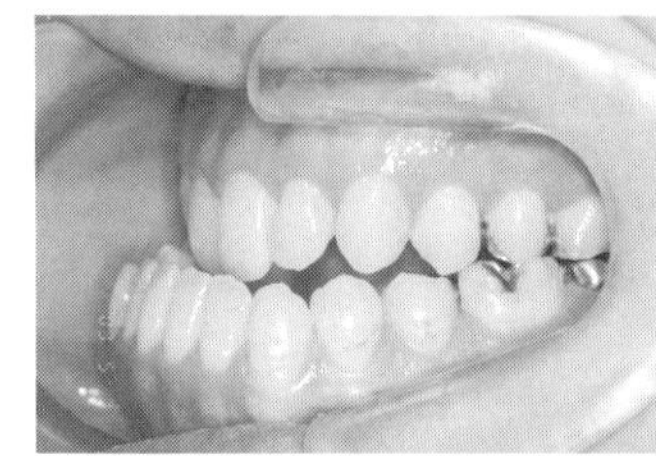
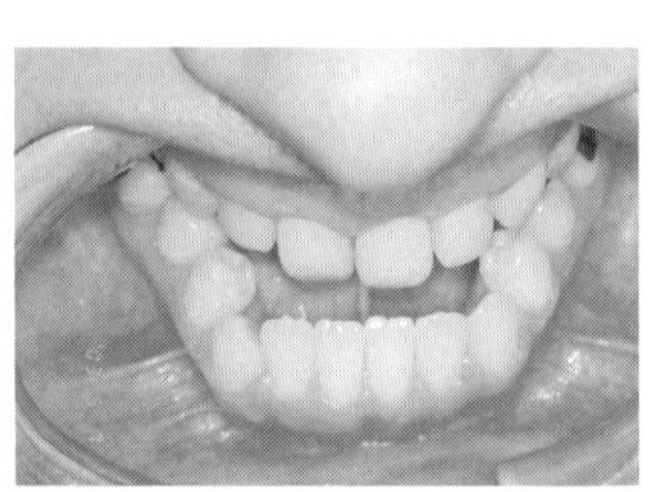
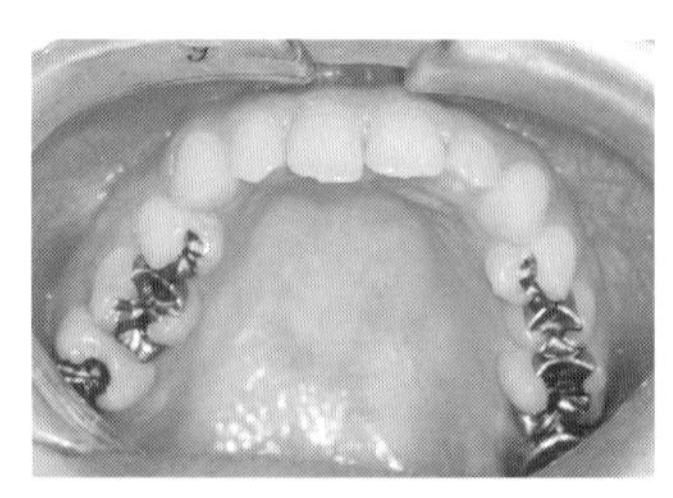
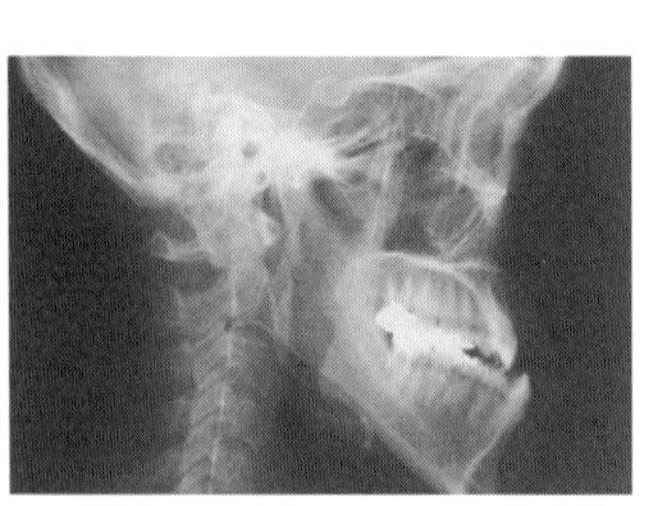
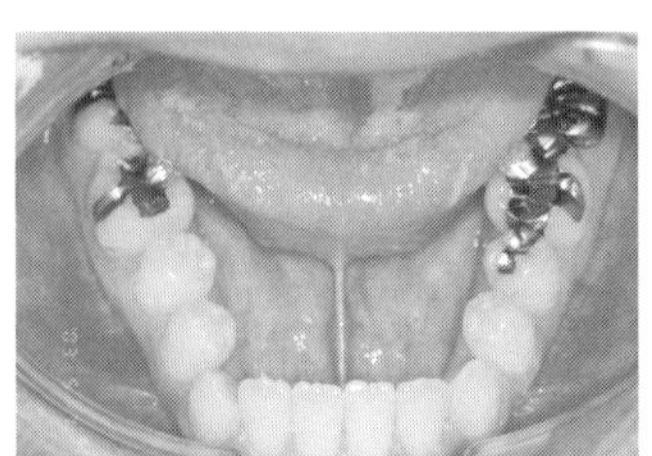

著者コメント

仕事との両立は大変だったと思いますが、受け口が解消され、かみ合わせが良くなると片頭痛もなくなりました。

また、見た目も大きく変わりました。

治療終了時
(28歳2ヵ月)

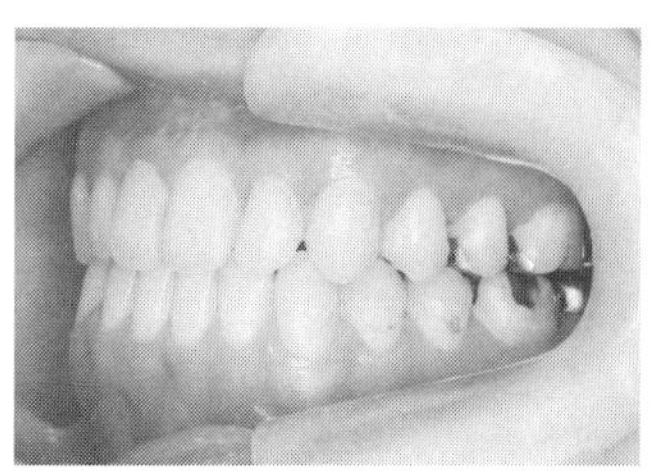

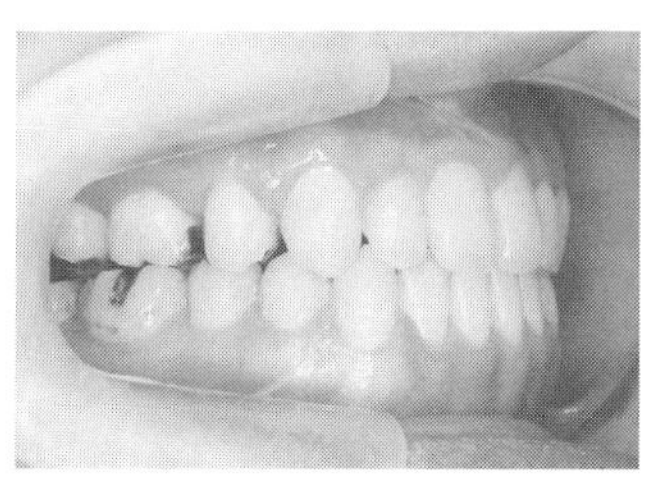

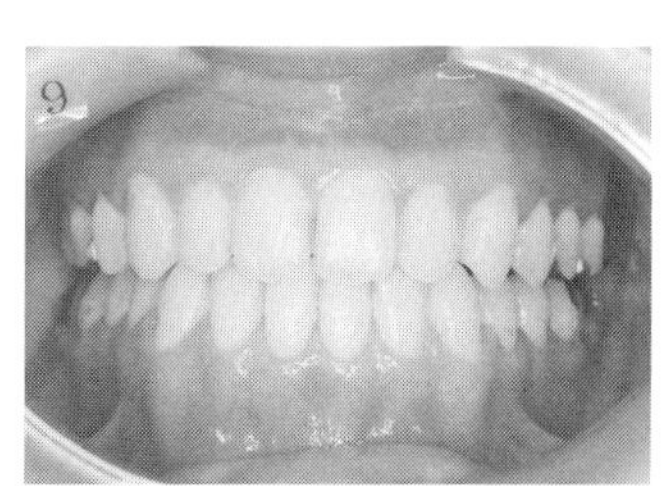

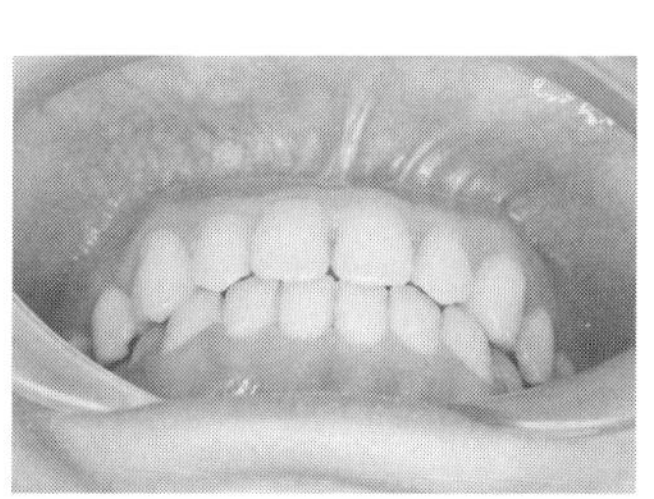

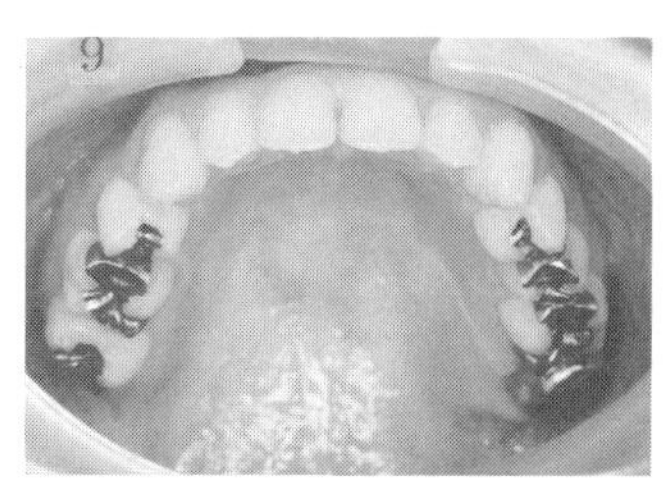

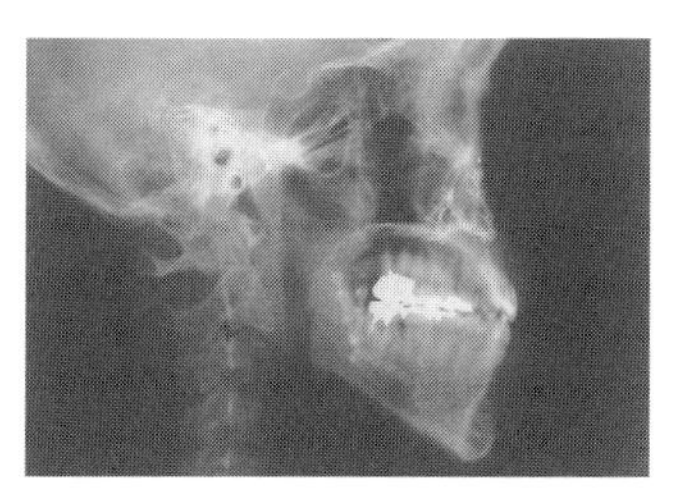

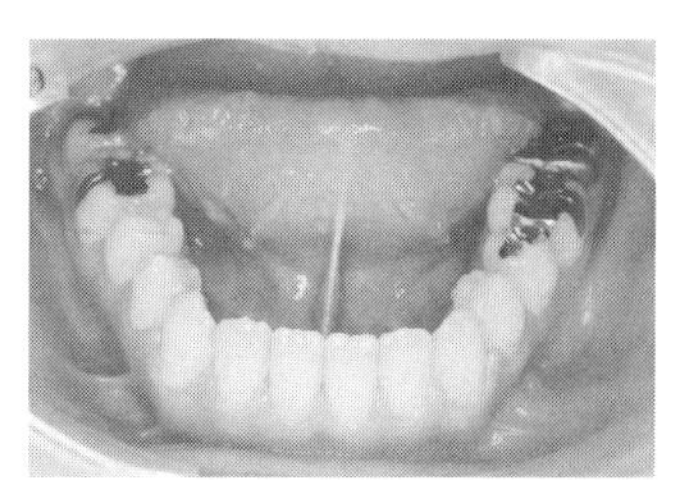

患者さんの症状

八重歯と顔の歪みを気にされていましたが、「成人してからの矯正では遅い」と思っていたそうです。

ところが、通っていた整体の先生に「顔と体が歪んでいる」と指摘され、同時に「抜かずできる矯正がある」とも紹介されたことで治療を開始されました。

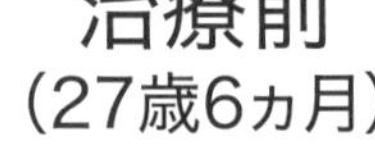

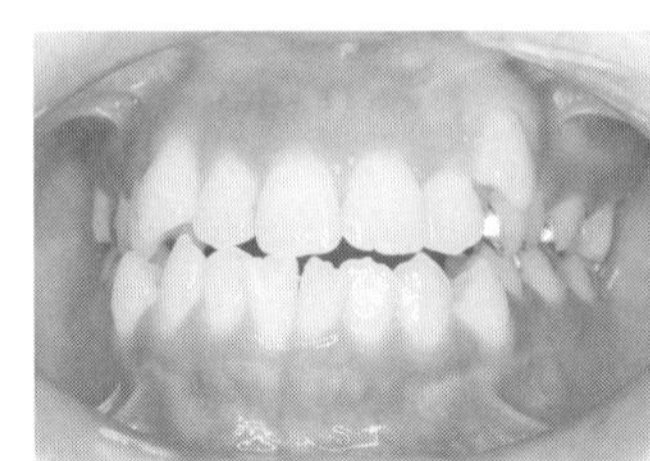

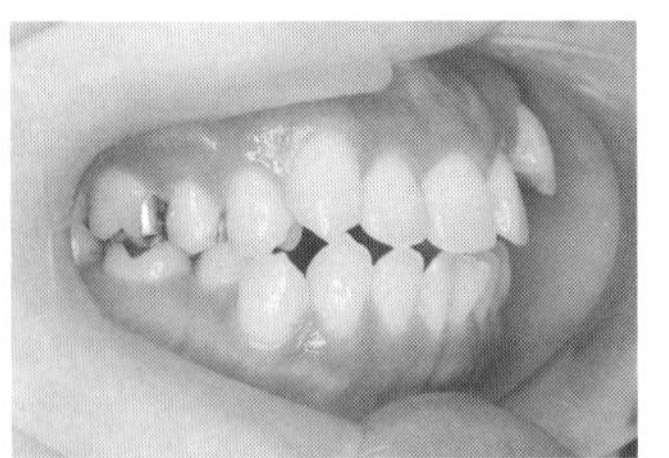

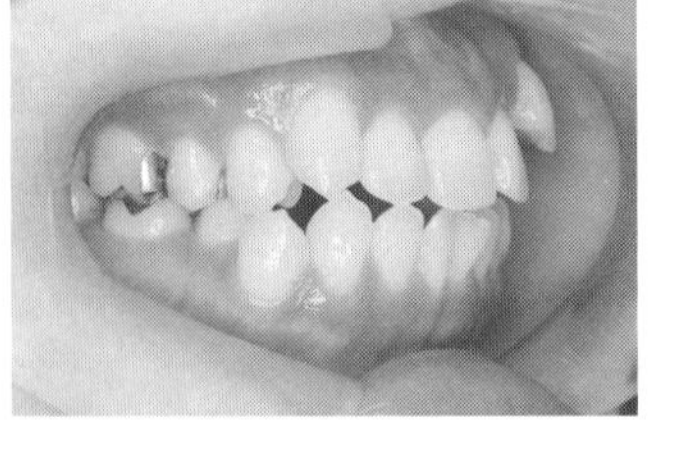

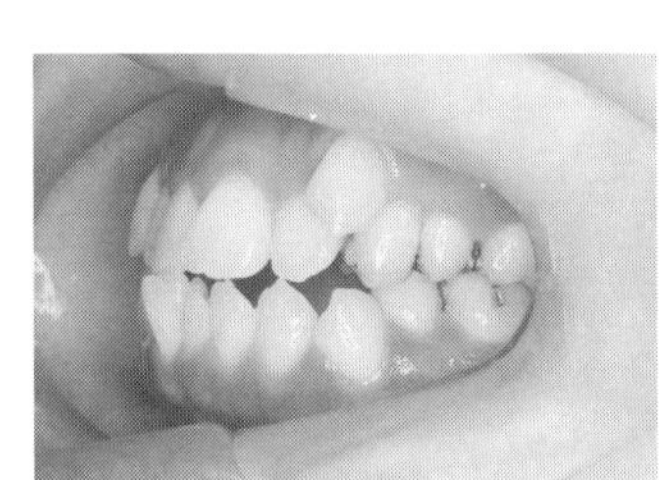

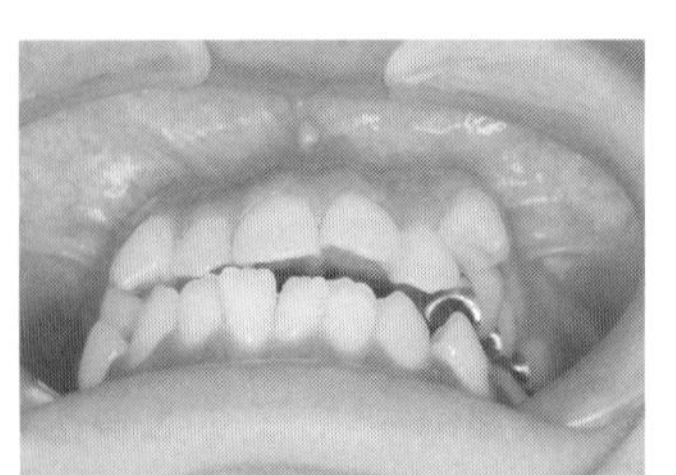

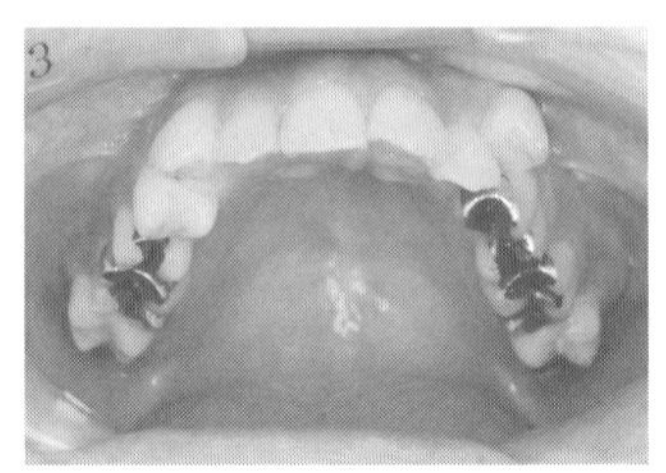

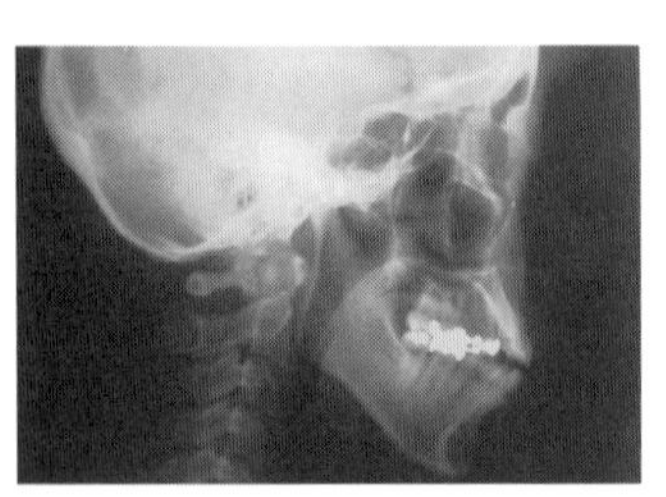

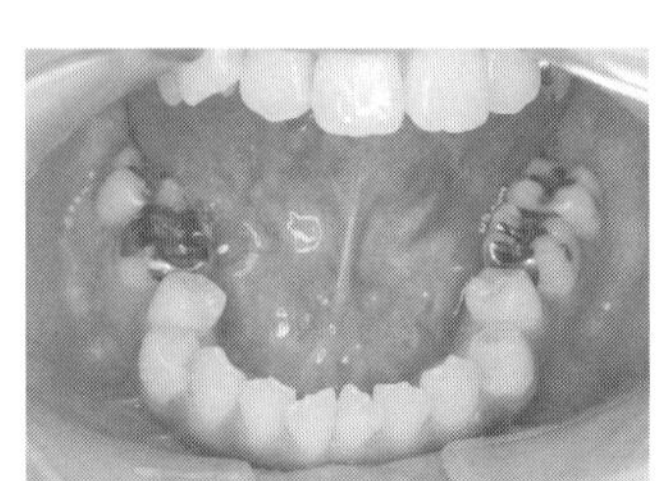

著者コメント

接客のお仕事をされていたので、矯正中のことを心配していたのですが、前向きに治療期間を過ごされておりました。

治療終了後は、歯並びがキレイになり、前歯でモノがかみ切れるようになりました。顔の歪みも解消され、満足しておられます。

治療終了時
(32歳10ヵ月)

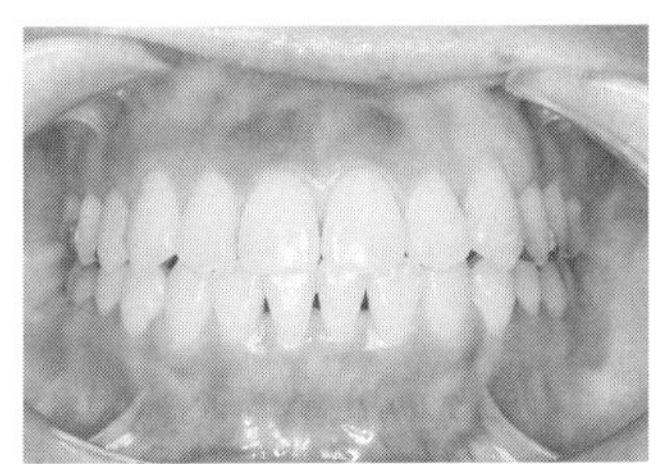

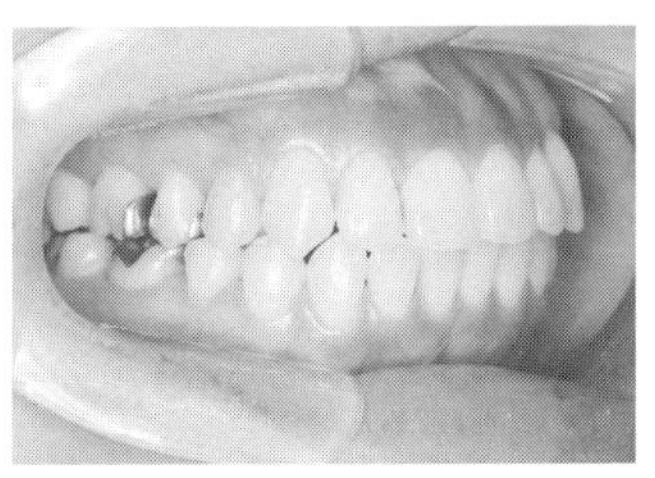

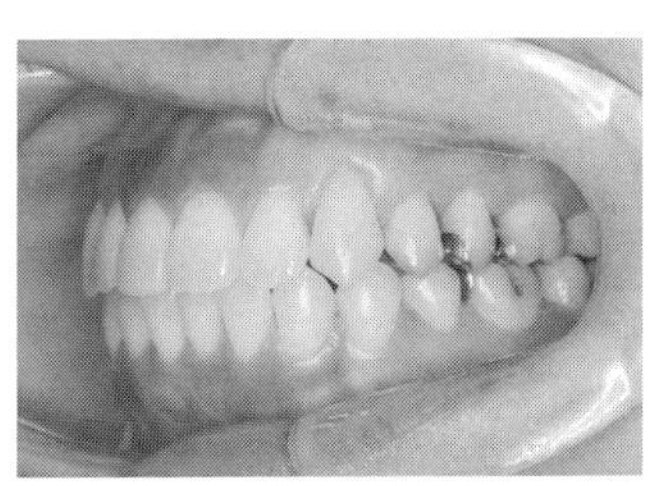

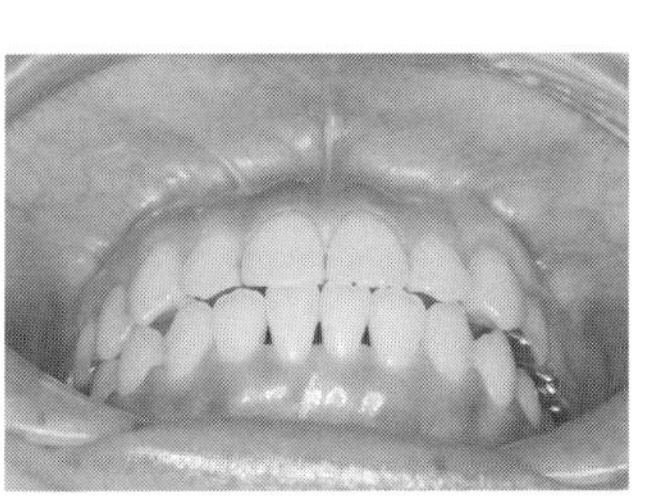

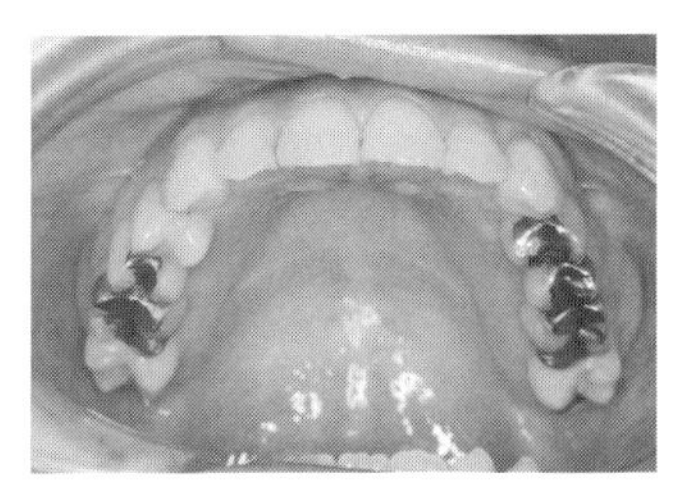

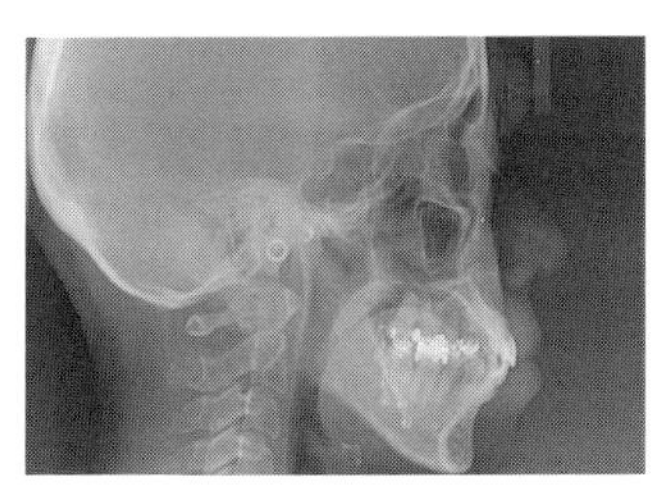

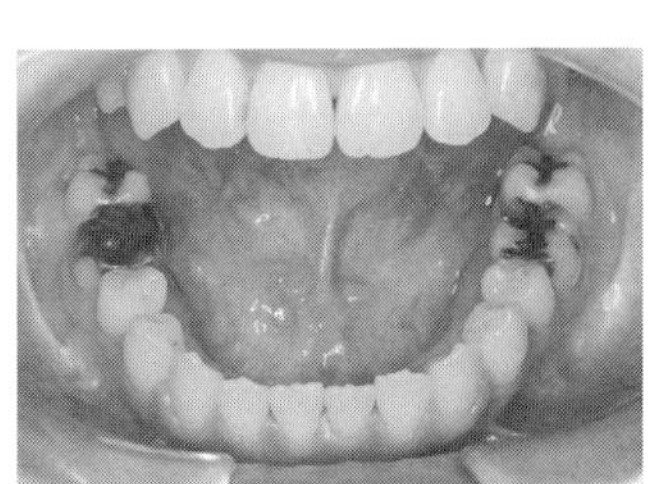

あごの痛みがなくなり、しっかりかめるように

患者さんの症状

朝起きるとあごが痛くて、ときにはあごがはずれていたこともあったようです。疲れていたり、ストレスがたまるとさらに症状が悪化。

八重歯と前歯3本が差し歯で、かみ合わせもずれていました。

治療前
(23歳4ヵ月)

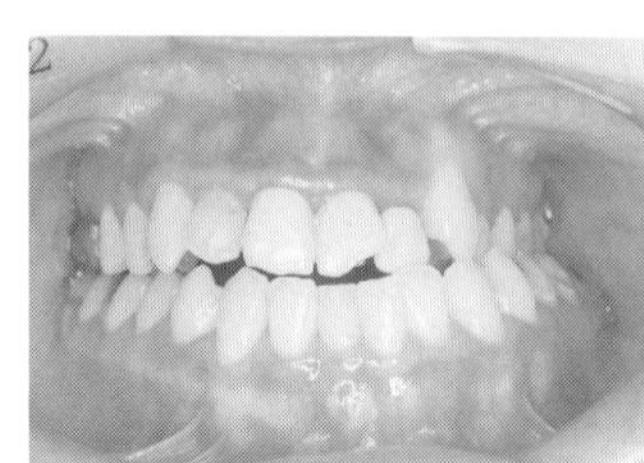

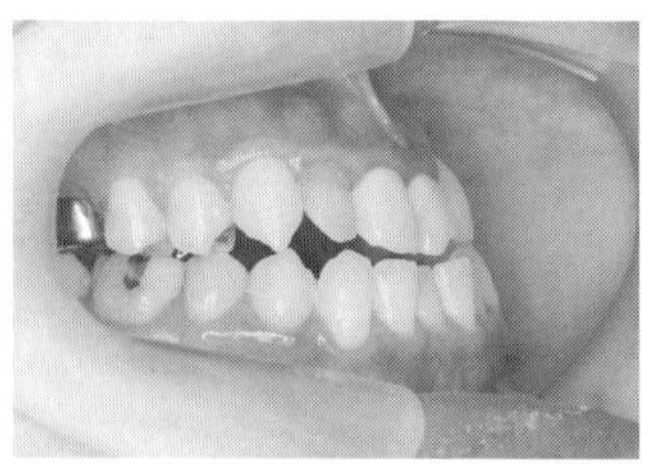

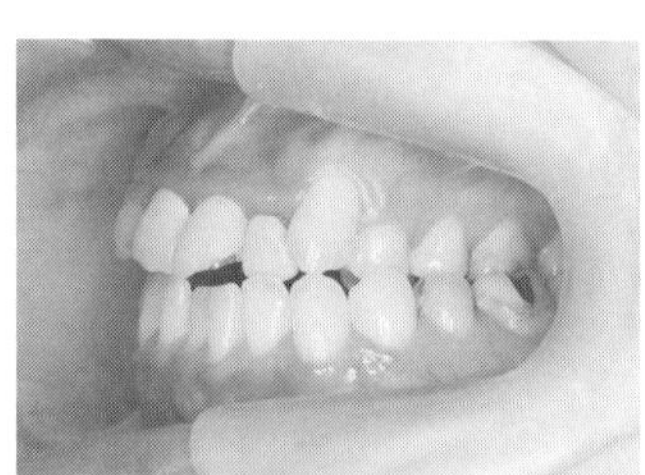

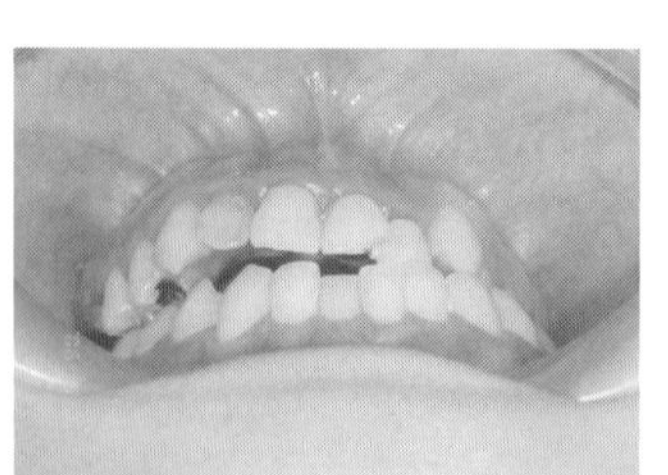

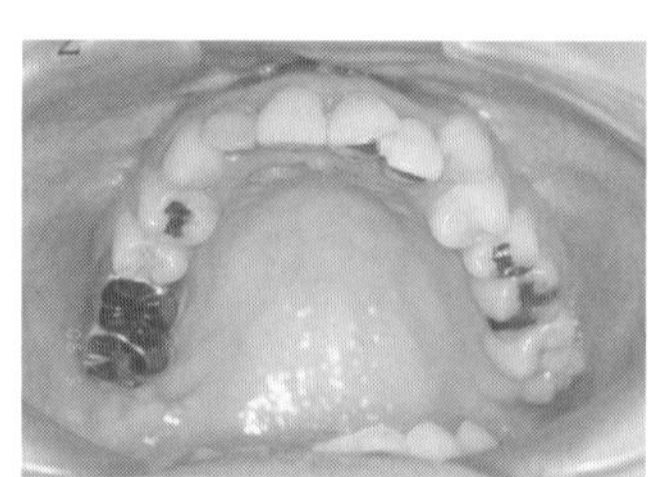

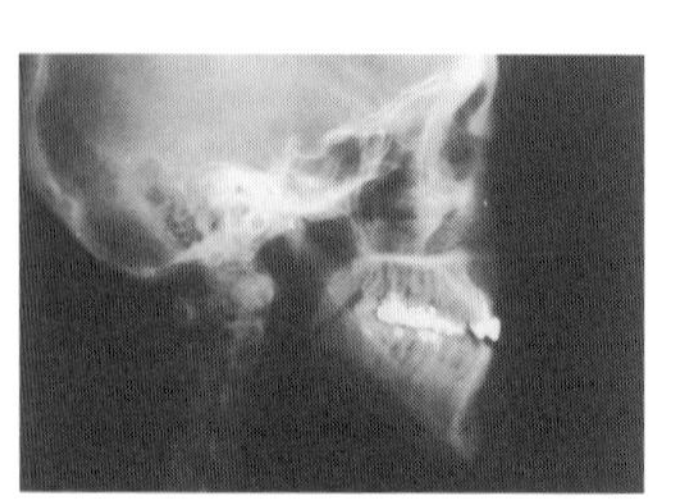

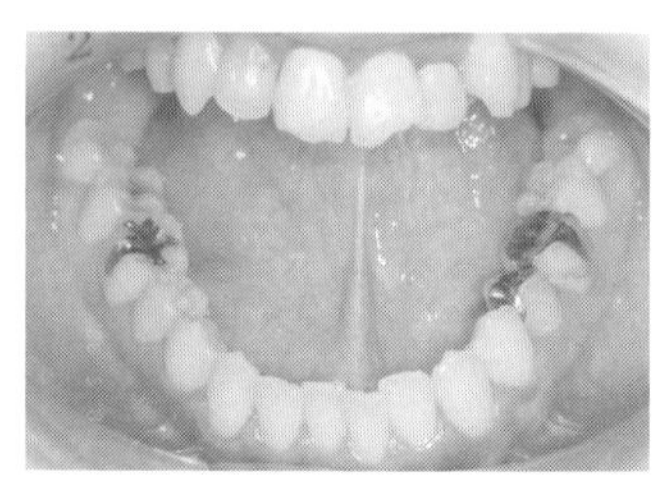

著者コメント

治療後は、歯並びがキレイになり、正しいかみ合わせでモノがよくかめるようになりました。あごの痛みもなくなり、見た目もよくなって「これからは歯を大切にしていきたい」とおっしゃっていたことが印象的でした。

治療終了時
（27歳9ヵ月）

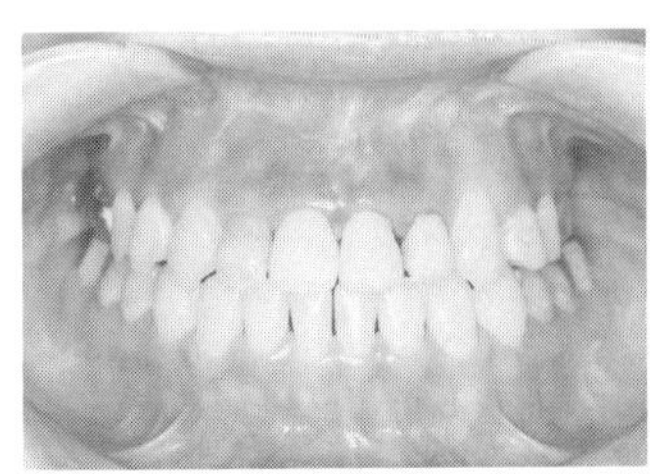

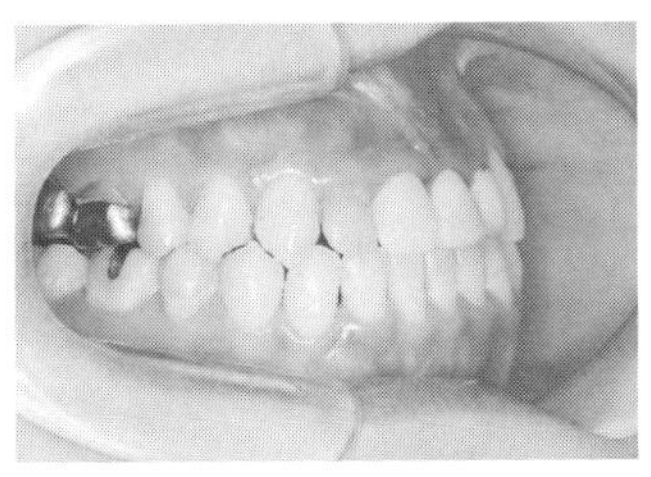

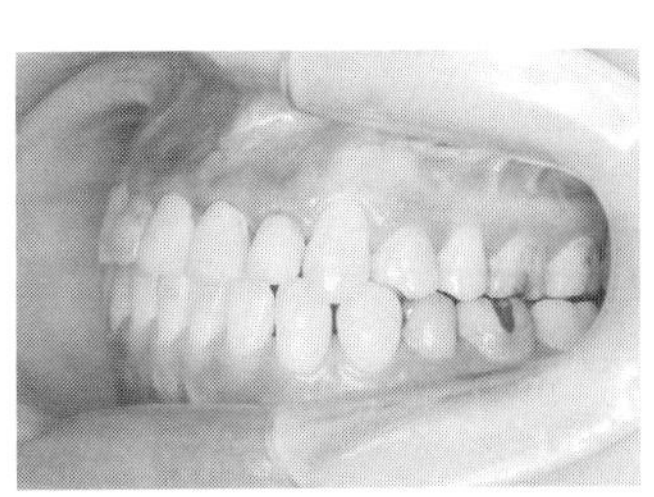

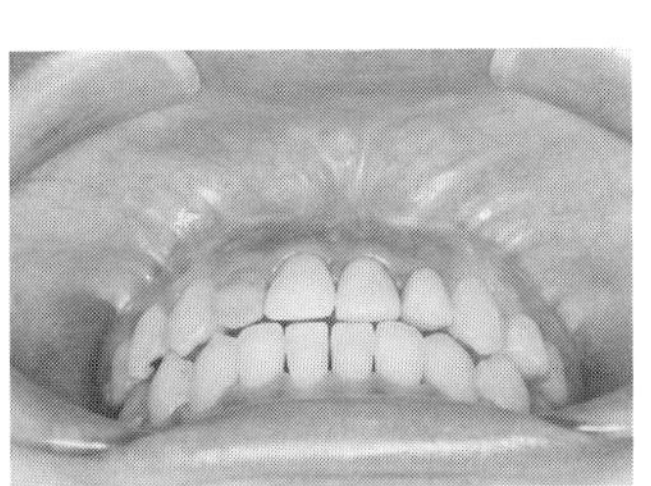

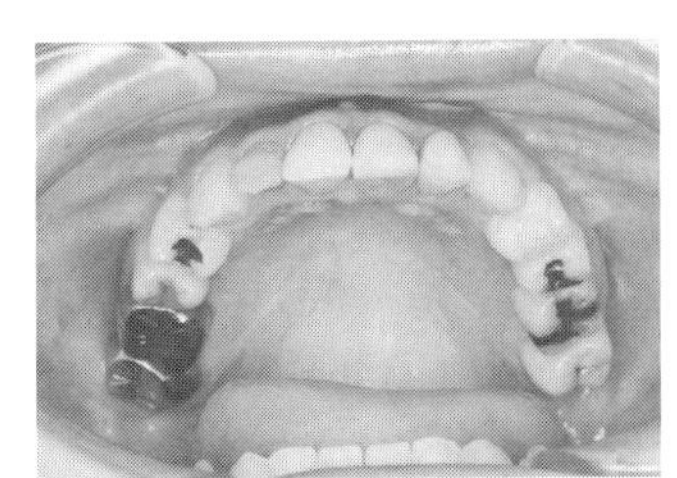

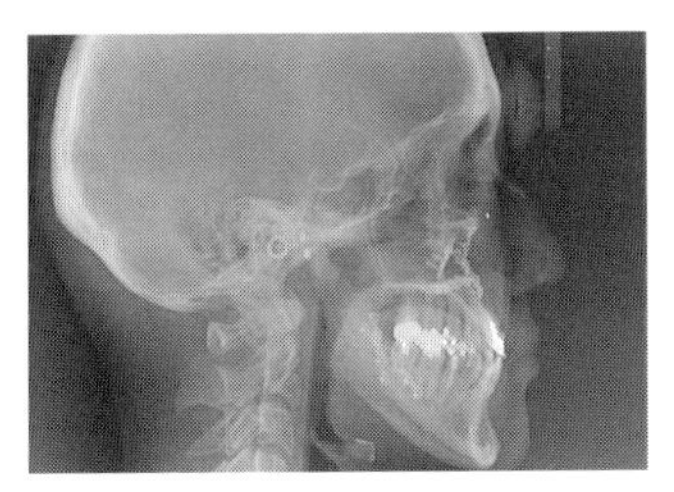

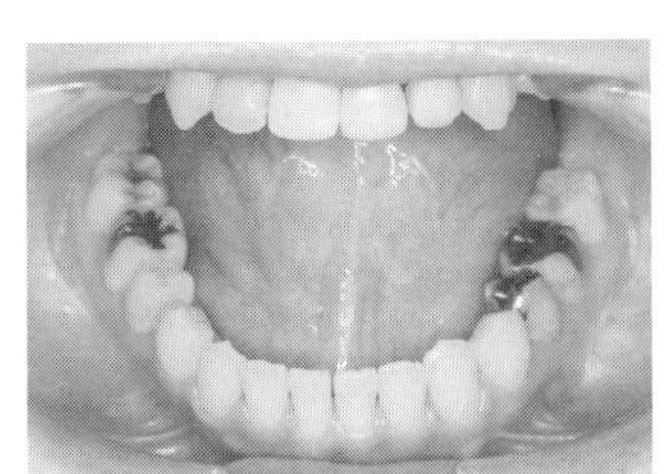

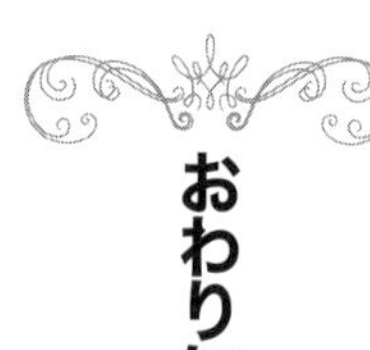

おわりに

できるだけ気づかれないで、キレイな歯並びなりたい！

日本人は、ブラケットやワイヤーを人前で見せることを嫌う傾向があります。そのわりにガタガタの歯並びはあまり気にしていません。これは、日本の健康の捉え方に問題があるからではないでしょうか。

歯並び・かみ合わせの不正は、あごの位置を異常にずらしてしまいます。

歯とあごの咀嚼器官は、三叉神経の知覚と運動で調整されています。この三叉神経は、脳に行く途中で三叉神経脊髄路核という中間地点を通るわけですが、全身からの

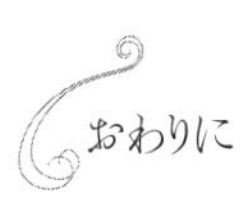

体性感覚もここの脊髄を通るためにあごの異常があると、関連痛として全身の筋肉や痛みの神経に異常が出ます。つまり、肩が痛い、首が痛い、腰が痛いなどの慢性疼痛です。

そうすると、筋肉が活動するので交感神経が高まり、副交感神経が低下してきて消化器官や呼吸機能が低下し、自立神経失調症の症状が出て、病院で「原因不明」言われ、多々諸々の病名がついて病院通いをするわけです。歯の乱れが全身の病気へとつながっていきます。ゆえに歯並びとかみ合せは、全身の健康にかかわっているのです。

本来の姿に戻す矯正治療をおこなうと、結果としてその人本来のキレイな状態になります。矯正治療の道具には、マウスピースやワイヤーがありますが、道具を限定したり、安価で安易な部分的矯正で適当な治療をおこなうと、健康を失うどころか、人生まで狂ってしまうことになりかねません。

マウスピースは、見えないという特徴があり、食事中は外すこともできます。さらに、左右の対称性やきめ細やかな歯の移動など、生体に対してやさしい装置です。しかし、使い方を一度間違えるととても怖い装置でもあります。

歯は第二の腎臓といわれるように、先天の性や元気の源でもあります。右の腎臓は命門といわれるゆえんです。

以前はワイヤー装置のため、どうしても目立っていましたが、マウスピースではラッキーなことに、ほとんど気づかれないで歯並びがキレイにできるようになりました。

抜いたり削ったり、適当に前歯だけを並べるのではなく、抜かず、削らず、奥歯から根本的にマウスピースやワイヤーで矯正することで、人生を好転させてください。

もし歯が原因で体調不良になった方は、早期であればあごの位置を修正すれば回復することも可能です。

2020年7月

歯学博士・歯科医師・鍼灸師　岸本雅吉

医師・歯科医師　岸本佐智

【参考文献】

『宇宙医学が生み出した驚異の負電荷美容　若返り物語』松本英聖 著／メソテス
『電子負荷療法の実際とメカニズム』広藤道男、高橋周七、伊藤隆太、藤巻時寛 共著／学芸社
『タカダ電子健康法』広藤道男、石田彰作、鍵谷勤 共著／細胞改善療法研究会
『マイナスイオン健康法』青木文昭、寺沢充夫 共著／ジーオー企画出版
『細胞活性がなかなか治らなかった病気を改善する！』寺沢充夫 著／ごま書房新社
『量子波動器【メタトロン】のすべて』内海聡、内藤眞禮生、吉野敏明、吉川忠久 共著／ヒカルランド
『だったら「マイナスイオン」がいい!!』師岡孝次 著／ごま書房
『マイナスイオンの健康学』山野井昇 著／サンロード
『イオン体内革命』山野井昇 著／廣済堂出版
『活性酸素の話』永田親義 著／講談社
『活性酸素を減らせば肌がこんなに若返る』佐藤 拓 著、南光弘子 監修／土屋書店

歯（は）のマウスピース矯正（きょうせい）

2020 年 7 月 19 日　初版第 1 刷

著　者 ―――――――― 岸本雅吉（きしもとまさよし）・岸本佐智（きしもとさち）
発行者 ―――――――― 坂本桂一
発行所 ―――――――― 現代書林
〒162-0053　東京都新宿区原町3-61 桂ビル
TEL／代表　03(3205)8384
振替00140-7-42905
http://www.gendaishorin.co.jp/
カバー・本文デザイン ―― 矢野徳子＋島津デザイン事務所
編集協力 ―――――――― 西山恵司・堺ひろみ
写真(P19) ―――――――― Pangaea／PIXTA(ピクスタ)

印刷・製本：広研印刷(株)
乱丁・落丁本はお取り替えいたします。

定価はカバーに
表示してあります。

ISBN978-4-7745-1799-5 C0047